Kohlhammer

Die Autoren

Susanne Danzer, examinierte Krankenschwester, Fachautorin, Pflegetherapeutin Wunde ICW e. V., zertifizierte Wundexpertin ICW e. V., geprüfte Wundberaterin AWM®, Pflegeexpertin Haut WMAK, Pflegeexpertin Unterdrucktherapie WMAK, Pain Nurse, Pain Nurse Plus, arbeitet im Homecare Bereich.

Ulrich Kamphausen ist Krankenpfleger und Lehrer für Pflegeberufe.

Susanne Danzer/Ulrich Kamphausen

Dekubitus – Prophylaxe und Therapie

Ein Leitfaden für die Pflegepraxis

Verlag W. Kohlhammer

Zur leichteren Orientierung im Text

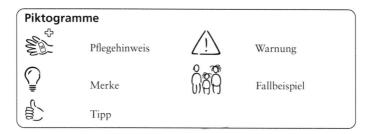

Piktogramme

Pflegehinweis	Warnung
Merke	Fallbeispiel
Tipp	

1. Auflage 2016

Alle Rechte vorbehalten
© W. Kohlhammer GmbH, Stuttgart
Gesamtherstellung: W. Kohlhammer GmbH, Stuttgart

Print:
ISBN 978-3-17-023951-7

E-Book-Formate:
pdf: ISBN 978-3-17-024114-5
epub: ISBN 978-3-17-024115-2
mobi: ISBN 978-3-17-024116-9

Inhalt

1 Anatomie und Physiologie der Haut

1.1 Hautschichten

Die Haut besteht aus drei Schichten:

- Epidermis = Oberhaut
- Dermis (auch Korium genannt) = Lederhaut
- Subcutis (auch Hypodermis genannt) = Unterhaut, Unterhautfettgewebe

1.1.1 Epidermis

Die Epidermis ist die äußerste Hautschicht, die sich innerhalb von etwa 28 Tagen komplett erneuert. Sie setzt sich aus mehreren Schichten (hier aufgeführt von außen nach innen) zusammen:

Hornschicht (Stratum corneum)

Das Stratum corneum bildet die äußerste Schicht der Epidermis. Hier ist die Verhornung abgeschlossen und es sind keine lebenden Epidermiszellen mehr zu finden. Diese abgestorbenen Hornzellen werden täglich abgeschilfert und lösen sich somit von der Hautoberfläche.

Leucht- oder Glanzschicht (Stratum lucidum)

In dieser Schicht sind kaum noch Zellstrukturen zu erkennen, zudem geht der Zusammenhalt der einzelnen Zellen immer weiter verloren.

Durch die Einlagerung von Eleidin, einer glykogenähnlichen, körnigen Substanz von öliger Konsistenz, ist diese Schicht in der Lage Licht zu reflektieren.

Körnerzellschicht (Stratum granulosum)

In dieser Schicht flachen die Zellen ab und beginnen zu verhornen. Die Körnerzellen sind spindelförmig und verlieren nach und nach ihren Zellkern. Die Dicke der Körnerzellschicht variiert je nach Dicke der Hornhaut bzw. der mechanischen Belastung der jeweiligen Körperregion.

Stachelzellschicht (Stratum spinosum)

Die Zellen verlieren auf ihrem Weg zur Körperoberfläche an Wasser und schrumpfen. Dies Stachelzellschicht besteht aus Tochterzellen der Basalzellen. Die Stachelzellen stehen durch stachelartige Fortsätze, den sog. Desmosomen, miteinander in Verbindung. Die Zellzwischenräume sind mit Gewebsflüssigkeit gefüllt. Aufgrund ihres besonderen Aufbaus sind die Stachelzellen in der Lage Druck und Zug abzufangen und der Epidermis Stabilität zu verleihen. Hier finden sich auch die für die Immunabwehr der Haut zuständigen Langerhans-Zellen.

Basalzellschicht (Stratum basale)

Diese Schicht ist einreihig und sehr wasserreich. Sie grenzt die Epidermis von der Dermis ab, durch die sog. Basalmembran. Hier sind hauptsächlich Basalzellen zu finden, bei denen es sich um die Keimzellen der Epidermis handelt, die sich etwa alle 200–400 Stunden teilen und somit neue Zellen liefern. Die Tochterzellen wandern dabei Richtung Hornschicht, während die anderen Zellen in der Keimschicht verbleiben und sich dort erneut teilen. Die Aktivität der Basalzellen wird durch sog. Chalone (Gewebshormone) gesteuert. In dieser Schicht befinden sich ebenso die Merkelzellen, die zu den Mechanorezeptoren gehören. Diese nehmen Druckreize auf und leiten sie an das Gehirn weiter.

1.1.2 Dermis

Die Dermis schließt sich an die Epidermis an und ist über die Basalmembran mit dieser über fingerförmige Fortsätze, den sog. Papillen, fest verbunden. Von dort aus erfolgt die Versorgung der gefäßlosen Epidermis mittels Diffusion. Die Lederhaut besteht überwiegend aus festem Bindegewebe, wovon der Hauptbestandteil 70 % Kollagenfasern sind. Neben den Kollagenfasern befinden sich in der Dermis noch *Retikulin-* und *Elastinfasern*. Kollagen-, Retikulin- und Elastinfasern werden von den Fibroblasten gebildet. *Kollagenfasern* bestehen aus einer sog. Tripelhelix. Hierbei handelt es sich um drei ineinander verdrehte Polypeptidketten, welche zu mehreren eine Kollagenfaser bilden. Kollagenfasern sind steif, wenig dehnbar und gehören zu den Skleroproteinen. *Retikulinfasern* sind sehr feine Kollagenfasern. Sie werden insbesondere bei der Wundheilung, in der embryonalen Haut und an Hautanhangsgebilden synthetisiert. Elastinfasern bilden ein elastisches Netz in der Haut und sind mit 2–4 % in der Dermis enthalten. Die Synthese der Elatinfasern verringert sich ab dem 30. Lebensjahr, wodurch es im Alter zur schlaffen Altershaut kommt. Die Elastinfasern bestehen zum größten Teil aus dem Skleroprotein Elastin. Die Zellen und Fasern der Dermis sind in die sog. Grundsubstanz (auch extrazelluläre Matrix) eingebettet. Diese Grundsubstanz besteht aus Proteoglykan-Hyaluronat-Komplex und weist aufgrund dessen ein hohes Wasserbindungsvermögen auf und ist deshalb zum Großteil für den Hautturgor verantwortlich. Die Dermis setzt sich aus zwei Schichten zusammen:

Papillarschicht (Stratum papillare)

Diese Schicht bildet die Trennlinie zur Epidermis und weist aufgrund der zapfenförmigen Form der Papillen ein wellenförmiges Muster auf. Höhe und Anzahl der Papillen variieren je nach Körperregion und der damit verbundenen Beanspruchung der Haut. So finden sich z. B. in den Handinnenflächen und in den Fußsohlen sehr hohe Papillaren, während sie beispielsweise an den Augenlidern nur sehr flach sind.

Reticular- oder Geflechtschicht (Stratum reticulare)

Die Papillarschicht geht zum Körperinneren hin in die Reticular-schicht über. Obwohl sich die beiden Schichten in ihrem Aufbau ähneln, sind die Fasern in der Reticularschicht gröber als in der Papillarschicht. In den Zwischenräumen findet sich eine gelartige Matrix, welche einen hohen Gehalt an Glukosaminoglykanen (z. B. Hyaluron) und ein hohes Wasserbindungsvermögen aufweist.

1.1.3 Subcutis

Die Dermis geht fließend in die Subcutis über und weist somit keine deutliche Grenze wie Epidermis und Dermis auf. Die Subcutis ist ein lockeres, dehnbares mit Fettzellen und Fasern durchzogenes Bindegewebe. Das Fettgewebe dient der Fettspeicherung, als Druckpolster gegen Stöße für die darunterliegenden Organe sowie als Wärmeisolationsschicht. Die Dicke der Subcutis ist sehr variabel und ist abhängig vom Ernährungszustand.

1.2 Gefäß- und Nervenversorgung der Haut

1.2.1 Blutversorgung der Haut

Die Epidermis verfügt über keine Gefäße, sondern wird über die Papillarschicht mittels Diffusion an der Basalmembran versorgt. Die Dermis dagegen ist reich an Blutgefäßen und gut durchblutet. Durch die Blutgefäße der Dermis zirkulieren beim Erwachsenen täglich ca. 160 l Blut. Die dermale Blutversorgung erfolgt in der Cutis über drei bzw. vier übereinander in Ebenen angeordneten flächenhaften Netzen, sog. Anastomosennetzen. Von unten nach oben oder von innen nach außen betrachtet, handelt es sich um folgende Netze.

Tab. 1.1: Übersicht über die verschiedenen Hautschichten

Hautschicht (lat.)	Hautschicht (dt.)	Dicke	Zellarten	Funktion
Epidermis	**Oberhaut**			
Stratum corneum	Hornschicht	0,02–0,5 mm	Hornzelle Schuppen	Barrierefunktion
Stratum lucidum	Glanzschicht	1–4 Zellreihen	Hornzelle	Ausgleich von Scherkräften
Stratum granulosum	Körnerschicht	1–2 Zellreihen	Körnerzelle	Synthese von Eleidin
Stratum spinosum	Stachelzellschicht	4–8 Zellreihen	Stachelzelle	Stabilität
			Langerhans-Zellen	Immunabwehr
Stratum basale	Keimschicht	Eine Zellreihe	Basalzelle	Bildung von Keratinozyten
			Melanozyt	Lichtschutz
			Merkelzelle	Tastsinn
Dermis (Korium)	**Lederhaut**		Fibroblasten	Elastizität
Stratum papillare	Papillarschicht		Histiozyten	Immunabwehr

Tab. 1.1: Übersicht über die verschiedenen Hautschichten – Fortsetzung

Hautschicht (lat.)	Hautschicht (dt.)	Dicke	Zellarten	Funktion
			Mastzellen	Immunabwehr, Ernährung der Epidermis, Allergische Reaktion
			Makrophagen	Unspezifische Abwehr
			Lymphozyten	Spezifische Abwehr
			Krause-Endkolben	Berührungsrezeptor
			Meißner-Körperzellen	Berührungsrezeptor
			Vater-Pacini-Körperchen	Vibrationsrezeptor
Stratum reticulare	Geflechtschicht		Ruffini-Körperchen	Dehnungsrezeptor
Subcutis	**Unterhautfettgewebe**		Bindegewebszellen	
			Fettzellen	Energiespeicher, Wärmeisolation, Druckpolster
			Vater-Pacini-Körperchen	Vibrationsrezeptor

1. das fasciale Netz
2. das kutane Netz
3. das subpapillare Netz
4. das subcutane Netz

In den Papillaren der Dermis bilden die arteriellen Endkapillaren mit den venösen kapillaren Gefäßschlingen, und somit Übergänge vom arteriellen ins venöse Gefäßsystem. Die Dermis ist von einer großen Anzahl von Gefäßen und Gefäßnetzen durchzogen, sodass dies die am besten durchblutete Schicht der Haut ist. Die Subcutis wird in den oberen Lagen über das kutane Netz versorgt. Der untere Teil der Subcutis wird über tiefer liegende Gefäße versorgt. Bei Zunahme des Unterhautfettgewebes kommt es zu Gefäßneubildungen, welche aber bei einem erneuten Schwinden der Fettschicht wieder zurückgebildet werden. Besonders dicht ist das Blutgefäßnetz der Haut an Stellen, die starken mechanischen Belastungen ausgesetzt sind (z. B. Fußsohlen, Handflächen). Entsprechend der Belastung liegt die Maschendichte des subpapillaren arteriellen Gefäßnetzes bei 0,3–2 mm^2.

1.2.2 Nervale Versorgung der Haut

Die Haut ist das nervenreichste Organ des Menschen. In der Subcutis befinden sich sog. Hautnerven, die spezielle Fasern/Rezeptoren für die Übermittlung von Schmerz-, Temperatur- und Berührungsempfinden besitzen. Diesen Hautnerven sind autonome Fasern angeschlossen, die der nervalen Versorgung der Schweißdrüsen, der glatten Hautmuskulatur und der Gefäße dienen. Während man in der Epidermis keine Blut- und Lymphgefäße findet, sind hier jedoch Nervenfasern vorhanden, die in der Epidermis feinste Geflechte bilden. Im Epithel enden viele Nervenfasern frei. Andere wiederum zerteilen sich büschelförmig in den Epidermisschichten oder laufen in einem der spezifischen Endapparate aus. Die Haut verfügt über viele sog. Hautsensoren, welche Empfindungen vermitteln, die durch Druck, Spannung/Dehnung, Berührung und Vibration ausgelöst werden können. Diese speziellen Rezeptoren sind z. B. Merkel-Zellen, Ruffini-Körperchen, Meißner-Körperchen und Vater-Pacini-Körperchen (► Tab 1.1).

2   Dekubitusprophylaxe

2.1   Definition und Bedeutung

Das Wort Prophylaxe entstammt dem Griechischen und bedeutete Schutz oder Wächter. In der Krankenpflege wird es im Sinne von Vorbeugung und Verhütung verwendet. Synonym wird der Begriff »Prävention« genutzt. Mit dem »Gesetz über die Berufe in der Krankenpflege« (Krankenpflegegesetz – KrPflG) von 2004 haben die Prophylaxen für die Krankenpflegeberufe eine neue, weitergehende Bedeutung erhalten. Die Krankenpflege (und Kinderkrankenpflege) beschränkt sich nicht mehr auf die kurativen Aspekte. Im § 3 des KrPflG wird neben Rehabilitation und palliativer Pflege explizit auch die Prävention als Ausbildungsziel genannt. Die beratenden und anleitenden Anteile, also auch der Prophylaxen, werden sogar als eigenverantwortlich auszuführende Tätigkeiten aufgewertet. Nicht zuletzt kommt die große Bedeutung der Prophylaxen für die Pflegeberufe durch die neue Berufsbezeichnung »Gesundheits- und Krankenpfleger/in« zum Ausdruck. Denn Prophylaxe ist Gesundheitspflege. Jeder, der seinen Auftrag als Gesundheits- und Krankenpfleger/in vollständig ausfüllen will, muss sich neben der Krankenpflege mit dem gleichen Engagement der Gesundheitspflege widmen. In diesem Zusammenhang haben die Prophylaxen eine vorrangige Bedeutung. Für die Gesundheits- und Krankenpflege sind alle Prophylaxen der Pflege wichtig (vgl. Kamphausen 2012). In diesem Buch wird die »Dekubitusprophylaxe« als »Primus inter Pares« behandelt.

2.2   Expertenstandards

Das Deutsche Netzwerk für Qualitätsentwicklung in der Pflege
(DNQP) hat einen Standard für die stationäre und ambulante Pflege
erstellt (DNQP, 2010). Unabhängig davon, ob dieser Expertenstandard bereits in seinem Arbeitsfeld implementiert wurde oder nicht, ist
es unabdingbar für jeden in der Pflege ob stationär oder ambulant,
sich mit den Inhalten auseinander zu setzen. Dieser Expertenstandard
dient inzwischen nicht nur als Grundlage für gerichtsrelevante
Gutachten sondern wird auch durch die Heimaufsicht und den
Medizinischen Dienst der Krankenkassen bei der Überprüfung von
Pflegeeinrichtungen herangezogen. Die Inhalte des Expertenstandard
»Dekubitusprophylaxe« werden neben weitergehenden Dekubitus-
prophylaxen in den folgenden Kapiteln bearbeitet. So hilfreich
und nützlich die Implementierung von Standards auch ist, dürfen
die Gefahren, die sich daraus ergeben können, nicht übersehen
werden:

- Die Pflege beschränkt sich auf die standardisierten Vorgaben
- Eine Individualisierung der Pflege findet kaum noch statt, da die
  Vorgaben des Standards zwanghaft umgesetzt werden
- Wissenschaftlich noch nicht überprüfte oder nicht überprüfbare
  Pflegekonzepte finden keine Anwendung mehr
- Empirisches Pflegewissen geht mehr und mehr verloren.

Zielsetzung: Jeder dekubitusgefährdete Patient/Bewohner erhält eine
Prophylaxe, die die Entstehung eines Dekubitus verhindert (DNQP,
Stand: Oktober 2010).

Begründung: Ein Dekubitus gehört zu den gravierenden Gesund-
heitsproblemen pflegebedürftiger Patienten/Bewohner. Das vorhandene Wissen zeigt, dass das Auftreten eines Dekubitus weitgehend
verhindert werden kann. Ausnahmen sind in pflegerisch oder medizinisch notwendigen Prioritätensetzungen oder im Gesundheitszu-
stand der Patienten/Bewohner begründet. Von herausragender
Bedeutung für eine erfolgreiche Prophylaxe ist, dass das Pflegefach-
personal die systematische Risikoeinschätzung, Schulung von Pa-
tienten/Bewohnern, Bewegungsförderung, Druckentlastung und

-verteilung sowie die Kontinuität und Evaluation prophylaktischer Maßnahmen gewährleistet (DNQP).

Tab. 2.1: Expertenstandard Dekubitusprophylaxe in der Pflege – 1. Aktualisierung 2010 (www.dnqp.de)

Struktur	Prozess	Ergebnis
Die Pflegefachkraft S1 verfügt über aktuelles Wissen zur Dekubitusentstehung sowie über die Kompetenz, das Dekubitusrisiko einzuschätzen.	**Die Pflegefachkraft** P1 beurteilt mittels eines systematischen Vorgehens das Dekubitusrisiko aller Patienten/Bewohner, bei denen eine Gefährdung nicht ausgeschlossen werden kann. Dies geschieht unmittelbar zu Beginn des pflegerischen Auftrags und danach in individuell festzulegenden Abständen sowie unverzüglich bei Veränderungen der Mobilität, der Aktivität oder bei Einwirkung von externen Faktoren (z. B. Sonden, Katheter), die zur erhöhten und/oder verlängerten Einwirkung von Druck und/oder Scherkräften führen.	E1 Eine aktuelle, systematische Einschätzung der Dekubitusgefährdung liegt vor.
S2 beherrscht haut- und gewebeschonende Bewegungs-, Lagerungs- und Transfertechniken.	P2 gewährleistet auf der Basis eines individuellen Bewegungsplanes sofortige Druckentlastung durch die regelmäßige Bewegung des Patienten/Bewohners, Mikrobewegung, scherkräftearmen Transfer, und fördert soweit wie möglich die Eigenbewegung des Patienten/Bewohners.	E2 Ein individueller Bewegungsplan liegt vor.

Tab. 2.1: Expertenstandard Dekubitusprophylaxe in der Pflege – 1. Aktualisierung 2010 (www.dnqp.de) – Fortsetzung

Struktur	Prozess	Ergebnis
S3a verfügt über die Kompetenz, die Notwendigkeit und die Eignung druckverteilender Hilfsmittel zu beurteilen. S3b Dem Risiko des Patienten/Bewohners entsprechende druckverteilende Hilfsmittel (z. B. Weichlagerungskissen und -matratzen, Spezialbetten) sind unverzüglich zugänglich.	P3 wendet zusätzlich zu druckentlastenden Maßnahmen die geeigneten druckverteilenden Hilfsmittel an, wenn der Zustand des Patienten/Bewohners eine ausreichende Bewegungsförderung nicht zulässt.	E3 Der Patient/ Bewohner befindet sich unverzüglich auf einer für ihn geeigneten druckverteilenden Unterlage.
Die Pflegefachkraft S4 verfügt über Fähigkeiten sowie über Informations- und Schulungsmaterial zur Anleitung und Beratung des Patienten/Bewohners und seiner Angehörigen zur Förderung der Bewegung des Patienten/Bewohners, zur Hautbeobachtung zu druckentlastenden Maßnahmen und zum Umgang mit druckverteilenden Hilfsmitteln.	P4 erläutert die Dekubitusgefährdung und die Notwendigkeit von prophylaktischen Maßnahmen und deren Evaluation und plant diese individuell mit dem Patienten/Bewohner und seinen Angehörigen.	E4 Der Patient/ Bewohner und seine Angehörigen kennen die Ursachen der Dekubitusgefährdung sowie die geplanten Maßnahmen und wirken auf der Basis ihrer Möglichkeiten an deren Umsetzung mit.

Tab. 2.1: Expertenstandard Dekubitusprophylaxe in der Pflege –
1. Aktualisierung 2010 (www.dnqp.de) – Fortsetzung

Struktur	Prozess	Ergebnis
Die Einrichtung S5 stellt sicher, dass alle an der Versorgung des Patienten/Bewohners Beteiligten den Zusammenhang von Kontinuität der Intervention und Erfolg der Dekubitusprophylaxe kennen und gewährleistet die Informationsweitergabe über die Dekubitusgefährdung an externe Beteiligte.	P5 informiert die an der Versorgung des dekubitusgefährdeten Patienten/Bewohners Beteiligten über die Notwendigkeit der kontinuierlichen Fortführung der Interventionen (z. B. Personal in Arztpraxen, OP-, Dialyse- und Röntgenabteilungen oder Transportdiensten).	E5 Die Dekubitusgefährdung und die notwendigen Maßnahmen sind allen an der Versorgung des Patienten/Bewohners Beteiligten bekannt.
Die Pflegefachkraft S6 verfügt über die Kompetenz, die Effektivität der prophylaktischen Maßnahmen zu beurteilen.	P6 begutachtet den Hautzustand des gefährdeten Patienten/Bewohners in individuell zu bestimmenden Zeitabständen.	E6 Der Patient/Bewohner hat keinen Dekubitus.

2.3 Fachwissen und Kenntnisse erwerben

Dekubitusprophylaxe ist, vom Erkennen der gefährdeten Patienten über Auswahl und Durchführung geeigneter Maßnahmen bis hin zur

Patientenmotivation und -edukation, selbstverantwortete Aufgabe des Pflegepersonals. Auch wenn das Vorhandensein eines Expertenstandards dies zu suggerieren scheint, kann diese Aufgabe nicht mit standardisiertem Vorgehen allein gelöst werden. Profunde Kenntnisse des jeweils aktuellen Expertenstandards stellen vielleicht das Kernwissen zur Dekubitusprophylaxe dar. Darüber hinausgehende Fähigkeiten und Fertigkeiten müssen aber zusätzlich beherrscht werden, um dem komplexen Thema »Dekubitusprophylaxe« gerecht zu werden:

- Dekubitusprophylaxe kann für den Patienten nur erfolgreich betrieben werden, wenn eine konzertierte Aktion des gesamten Pflegeteams mit den anderen an der Behandlung beteiligten Berufsgruppen inklusive der Ärzte, sowie dem Patienten und seinen Angehörigen organisiert werden kann. Diese koordinatorische, organisatorische Aufgabe ist wohl der anspruchsvollste und aufwendigste Anteil der Dekubitusprophylaxe. Zudem stellt er sich in den verschiedenen Pflegesituationen, z. B. Altenpflege oder ambulanter Pflege ganz unterschiedlich dar. Das Pflegepersonal muss das können!
- Pflegehilfsmittel, angefangen bei Körperpflegeartikeln über Lagerungshilfen bis hin zu technisch aufwendigen Pflegebetten, kommen in der Dekubitusprophylaxe regelmäßig zum Einsatz. Die Industrie hat diesen Markt längst erkannt und bietet in jedem Bereich eine kaum überschaubare Palette an. Jedes Jahr kommen neue, angeblich noch bessere Hilfsmittel auf den Markt. Die Angebote des Marktes zu kennen und Sinnvolles von Unsinnigem zu unterscheiden ist keine leichte Aufgabe. Das Pflegepersonal muss das können!
- Auch die Dekubitusentstehung muss als ganzheitlicher Prozess gesehen werden. Nicht einzelne Defizite oder schädigende Einflüsse alleine verursachen beim Patienten einen Dekubitus, sondern die Gesamtheit seiner sich negativ auswirkenden Lebenssituation. Aufgabe der Dekubitusprophylaxe muss es dann auch sein, die Gesamtsituation des Patienten in den Blick zu nehmen und ins Positive umzukehren. Die praktische Anwendung psychologischen und soziologischen Wissens ist hier gefragt. Das Pflegepersonal muss das können!

Dekubitusprophylaxe setzt also ein Wissen und Können voraus, das in einer pflegerischen Grundausbildung, wie die dreijährige Ausbildung zur Gesundheits- und Krankheitspflege, nicht hinreichend vermittelt werden kann. Erst recht nicht in verkürzten Ausbildungsgängen. Es ist für jede Pflegeperson, in deren Aufgabengebiet Dekubitusprophylaxe fällt, verpflichtend, sich zum Thema Dekubitusprophylaxe weiterzubilden. Es müssen Seminare besucht, Fortbildungen wahrgenommen und Fachpublikationen gelesen werden – und das immer wieder aufs Neue.

2.4 Gefährdete Patienten erkennen und Gefährdungsgrad einschätzen

Aus der Beschreibung der Dekubitusentstehung (▶ Kap. 3.1) ist zu erkennen, dass ein Dekubitus mit Störungen tief im Gewebe beginnt. Das erste sichtbare Symptom an der Oberfläche, die umschriebene Hautrötung, tritt erst später auf. Erst mit dekubitusprophylaktischen Maßnahmen zu beginnen, wenn Symptome sichtbar werden, kann zu spät sein. Es entspricht nicht der Zielsetzung der Prophylaxe. Sich etwa auf den »Fingertest« (wegdrückbare Rötung) zu verlassen, ist sträflicher Leichtsinn und allenfalls geeignet, die Eskalation eines Dekubitus durch die weitern Stadien zu vermeiden. Auch die regelmäßige Hautinspektion ist kein Mittel der Prophylaxe, sondern dient allenfalls wie der Fingertest der Früherkennung eines Dekubitus. Von Seiten der Pflege muss alles daran gesetzt werden, so frühzeitig mit prophylaktischen Maßnahmen zu beginnen, dass bereits die (unsichtbare) beginnende Schädigung im Gewebe unterbunden wird. Voraussetzung für ein solch frühzeitiges Intervenieren ist das Erkennen dekubitusgefährdeter Patienten ehe erste Symptome auftreten. Für erfahrene, in Sachen Dekubitusprophylaxe fortgebildete Pflegepersonen, stellt das Erkennen dekubitusgefährdeter Patienten im Regelfall kein Problem dar. Im Aufnahmegespräch werden sie die typischen Risikofaktoren sogleich erkennen und nicht eindeutige Hinweise werden sie hinterfragen.

Risikofaktoren

- Eingeschränkte Aktivität sowohl physisch als auch psychisch bedingt
- Mobilitätseinschränkungen jeder Art und jeder Ursache
- Sensibilitätsstörungen
- Druck erzeugende äußere Ursachen, z. B. Schienen, Lagerungshilfsmittel, Verbände usw.
- Wirkung von Scherkräften, z. B. Rollstuhlnutzung, Bettlägerigkeit

Erst später auftretende Dekubitusgefahr, z. B. durch Verminderung der Mobilität, Verschlechterung des Ernährungszustands oder durch hinzukommende druckerzeugende Umstände wie z. B. Katheter, Schienen usw. wird dagegen leicht übersehen. Für eine aktualisierende Planung dekubitusprophylaktischer Maßnahmen ist auch das Wissen über den Verlauf einer bestehenden Dekubitusgefährdung wichtig. Ein Zuviel an Prophylaxe kann den Patienten belasten und ist zudem unnötig teuer, ein Zuwenig provoziert die Dekubitusentstehung. Der Expertenstandard fordert ein systematisches Vorgehen zur Erkennung eines Dekubitusrisikos bei allen Patienten, bei denen eine Dekubitusgefahr nicht ausgeschlossen werden kann. Die Benutzung von Skalen zur Einschätzung einer Dekubitusgefahr wird nicht mehr explizit genannt. Dennoch halten die Autoren die Anwendung der Norton- oder der Braden-Skala weiterhin für sinnvoll. Besonders für Berufsanfänger oder noch unsichere Pflegepersonen können diese Skalen ein hilfreiches Werkzeug zur Erkennung einer Dekubitusgefahr darstellen.

Da jetzt keine Skalierung zur Erkennung einer Dekubitusgefährdung mehr vorgegeben wird, eröffnet sich für qualifizierte Pflegepersonen die Möglichkeit, sich eine eigene Skala zur Früherkennung der Dekubitusgefährdung zu erstellen, die exakt auf ihr spezielles Klientel abgestimmt ist.

2.4.1 Skalen zur Einschätzung der Dekubitusgefährdung

Die Skalen (siehe Anhang) können sowohl für die Ersteinschätzung einer Dekubitusgefahr, z. B. beim Aufnahmegespräch, als auch zur Verlaufskontrolle einer erkannten Dekubitusgefahr genutzt werden. Alle Skalen funktionieren nach dem gleichen System:

- Risikopotenziale sind in einer Score-Liste dargestellt
- Erkenntnisse z. B. aus der Informationssammlung im Erstgespräch werden mit den Einstufungen in der Skala verglichen und markiert
- Die Punktzahlen der markierten Einstufungen werden addiert
- Die Summe der Punkte ergibt den Gefährdungsgrad

Zur Verlaufskontrolle kann die Skala in regelmäßigen Abständen (z. B. 1–2mal/Woche) aktualisiert werden. Wird die jeweils ermittelte Punktzahl darüber hinaus noch in einer Kurve dargestellt, kann eine zunehmende oder abnehmende Gefährdung auf den ersten Blick erkannt werden. Wird eine Einschätzung der Dekubitusgefährdung von verschiedenen Pflegepersonen durchgeführt, kann es zu unterschiedlichen Ergebnissen kommen. Die Praxis hat aber gezeigt, dass diese Unterschiede meist nur gering sind und nicht zu einer falschen Gesamteinschätzung führen. Werden die Skalen anfangs gemeinsam im Team ausgefüllt, treten auch diese geringen Diskrepanzen nach kurzer Zeit nicht mehr auf. In der Bezugs- oder Bereichspflege wird die Skala immer von derselben Pflegeperson angewandt, so dass das Problem von Divergenzen gar nicht entstehen kann.

2.4.2 Erkennen der Dekubitusgefährdung im Pflegealltag

Neben der systematischen, gezielten Einschätzung der Dekubitusgefahr etwa mit Hilfe einer Skala gilt es für verantwortungsbewusste Pflegepersonen, die ihnen anvertrauten Patienten bei jeder Pflegehandlung auch auf eine Dekubitusgefährdung hin zu beobachten.

Pflegepersonen kommen täglich häufiger als alle anderen Berufs-gruppen mit den Patienten in Kontakt. Sie haben die Chance sich ergebene Risikofaktoren (▸Kap. 2.4.3) sehr früh zu erkennen. Manchmal noch bevor ein Risikofaktor wirksam wird.

Die achtzigjährige Frau Wohlgemut ist zwar in der letzten Zeit sehr abgemagert, da sie aber sehr aufgeschlossen und kommuni-kativ ist, verbringt sie die geringste Zeit in ihrem Zimmer, sondern ist unentwegt auf der Station und im Haus unterwegs, wo sie ihre Kontakte pflegt, bzw. neue knüpft. Frau Wohlgemut ist nicht dekubitusgefährdet. Nach abgeschlossenem Diagnoseverfahren eröffnet der Arzt Frau Wohlgemut die Diagnose: »Krebs«. Am nächsten Tag ist Frau Wohlgemut kaum zu bewegen, das Bett zu verlassen. Sie hält sich nur noch in ihrem Zimmer auf und grübelt vor sich hin. Die Pflegeperson erweitert ihre Pflegeplanung durch zwei neue Problemfelder: »Lebenskrise« und »*Dekubitus-gefahr*«

2.4.3   Sich im Pflegeverlauf ergebene Risikofaktoren für Dekubitus

- Verordnung bestimmter Medikamente z. B. Antikoagulanzien, Zytostatika, Glukokortikoide, Sedativa
- Depressive Verstimmtheit durch z. B. belastende Diagnose bzw. Prognose
- Verminderung der Mobilität durch z. B. Verordnung von Schie-nen oder Lagerungsmitteln; Anordnung von Infusionen oder Ableitungen
- Verschlechterung des Krankheitsbildes durch z. B. Fieberanstieg, Blutzucker-Entgleisung, Herzinsuffizienz, Neurologische Ausfälle mit Sensibilitätsstörungen, Erkrankungen mit Lähmungserschei-nungen
- Verschlechterung des Allgemeinbefindens durch z. B. Appetitlo-sigkeit, Müdigkeit, Schmerzen, Antriebsarmut

Pflegepersonen können ihr Spektrum der Krankenbeobachtung zur Erkennung einer Dekubitusgefährdung noch erweitern, wenn sie die Beobachtungen der anderen Berufsgruppen einfordern und einbeziehen.

2.5 Maßnahmen zur Dekubitusprophylaxe

2.5.1 Patienten und Angehörige zur Mitarbeit motivieren

Der informierte Patient ist in der Regel der motiviertere Patient. Ohne die Mitarbeit des Patienten stehen wir in der Dekubitusprophylaxe, ebenso wie bei allen anderen Pflegemaßnahmen, auf verlorenem Posten. Angehörige oder Bezugspersonen des Patienten können als wertvolle Unterstützer der Pflege gewonnen werden. Voraussetzung dafür ist allerdings das Einverständnis des Patienten. Pflegerische Informationsgespräche über Dekubitusprophylaxe gehören zu den eigenverantwortlichen Tätigkeiten der Pflege. Inhalt und Durchführung wird also von der Pflegeperson eigenständig und verantwortlich gestaltet. Insbesondere sollen Informationsgespräche dem Bildungsstand und dem Befinden des Patienten Rechnung tragen. Mögliche Informationsinhalte sind:

- Was ist ein Dekubitus?
- Wie entsteht ein Dekubitus?
- Welche Faktoren führen bei diesem Patienten zur Dekubitusgefährdung?
- Welche prophylaktischen Maßnahmen plant die Pflege?
- Wie können der Patient oder die Angehörigen die Pflegemaßnahmen unterstützen?

> Broschüren oder Informationsblätter können die Information durch die Pflegeperson ergänzen, aber niemals ersetzen.

Die Pflegeperson muss bei ihrer Vorbereitung auf ein Informationsgespräch berücksichtigen, dass all das, was sie über Dekubitusprophylaxe weiß, für den Patienten meist absolutes Neuland ist. Die Gefahr, den Patienten zu überfordern und zu demotivieren statt zu motivieren, ist groß. Wenn jedoch ein paar Regeln beachtet werden und die Pflegeperson in Gesprächsführung geübt ist, kann der Patient als Co-Therapeut gewonnen werden:

- Die Pflegeperson muss sich auf das Informationsgespräch ähnlich vorbereiten, wie auf jede andere Pflegemaßnahme:
  - die Aufnahmefähigkeit des Patienten einschätzen
  - den Patienten auf das Informationsgespräch vorbereiten
  - die Inhalte des Gesprächs für sich festlegen
  - einen geeigneten Ort für das Gespräch auswählen
  - Informationsblätter, Broschüren usw. bereitlegen
- Die Zeit für das Informationsgespräch muss in der Pflegeplanung berücksichtigt sein, damit die Pflegeperson genügend Zeit hat und ungestört das Gespräch führen kann. Ist die Aufnahmefähigkeit des Patienten begrenzt, müssen ggf. mehrere kurze Informationsgespräche geführt werden.
- Informationsgespräche sollen, wenn immer möglich, als »Vier-Augen-Gespräch« zwischen Pflegeperson und Patienten geführt werden. Dem Partner des Patienten oder einer Person seines Vertrauens sollte die Teilnahme ermöglicht werden, wenn der Patient es möchte. Das ungebetene Mithören, z. B. durch Mitpatienten muss unterbunden werden. Das Krankenzimmer ist nur geeignet, wenn es ein Einzelzimmer ist.

2.5.2 Patientenbezug herstellen

Der psychisch ausgeglichene und angstfreie Patient, das hat die Praxis gezeigt, ist grundsätzlich weniger dekubitusgefährdet als der gestresste ängstliche Patient. Außerdem ist er offener und zugänglicher für pflegerische Aufforderungen zur Mitarbeit. Leider werden Krankenhäuser, Pflegeeinrichtungen oder Seniorenheime meist als etwas Unbekanntes, Bedrohliches und Belastendes empfunden. Häufig stellt sich beim Patienten bereits nach wenigen Tagen zusätzlich das Gefühl von Machtlosigkeit und des Ausgeliefertseins ein. Die Pflege verfügt über das notwendige Instrumentarium, die Situation des Patienten positiv zu beeinflussen:

- Patientenzugewandte Pflegesysteme umsetzen, z. B.;
  - Bezugspflege: Der Patient wird bei seiner Aufnahme einer Pflegeperson zugeordnet. Diese »Bezugs-Pflegeperson« ist vom ersten Tag an federführend für die Pflege und Betreuung dieses Patienten verantwortlich. Sie ist insbesondere auch bevorzugter Ansprechpartner für den Patienten.
  - Bereichspflege (Zimmer-, oder Gruppenpflege): Die Pflege teilt die Station in kleinere Bereiche auf, die dann von kleinen Pflegeteams verantwortlich betreut werden. Es können z. B. mehrere Zimmer oder Patientengruppen (Wohngruppen) zu Bereichen zusammengefasst werden.
  - Primary Nursing: Auch hier werden einer Pflegeperson, wie in der Bezugspflege, Patienten direkt zugewiesen. Für diese Patienten ist die Pflegeperson als »Primary Nurse« erste verantwortliche Pflegeperson. Sie plant die Pflege für »ihre« Patienten und bespricht sich mit dem Patienten, den Kollegen und den Ärzten.
    Gleichzeitig vertritt sie als Assistent Nurse[1] eine zweite Primary Nurse und versorgt »deren« Patienten gemäß der Pflegeplanung. Diese zweite Primary Nurse wiederum fungiert bei den Patienten der ersten Primary Nurse als Assistent Nurse. Je nach Größe der Station und Anzahl der Patienten gibt es weitere Primary Nurses, die sich jeweils wechselseitig als Assistent Nurse vertreten.

---

1 Assistent Nurse – eigentlich Associate Nurse (Zugeordnete Schwester).

- Den Patienten, gleich in welcher Situation er sich befindet, als mündigen Menschen annehmen.
  - Den Patienten durch Information zu Entscheidungen und Selbstbestimmung befähigen. Die Entscheidungen des Patienten akzeptieren.
  - Gutes Pflegepersonal verfügt z. B. über einen langen Katalog an dekubitusprophylaktischen Maßnahmen, so dass es nicht schwer fällt, dem Patienten Alternativen anzubieten, wenn er eine vorgeschlagene Prophylaxe nicht akzeptieren kann.
  - Den Patienten in seiner momentanen Stimmung annehmen. Auch depressive Stimmungen akzeptieren. Appelle an das Verantwortungsgefühl des Patienten und moralische Vorhaltungen sind nicht wertschätzend.
  - Hinweise des Patienten ernst nehmen. Subjektive Erfahrungen sind für den Patienten real, auch wenn sie vom Pflegepersonal nicht objektiviert werden können. Z. B. können nicht alle Patienten die Bauchlage ertragen.
- Dem Patienten oder Heimbewohner positive Lebenserfahrungen vermitteln:
  - Die Bereitschaft des Patienten zur Mitarbeit anerkennen und loben, z. B. bei der Visite.
  - Die Hinweise und Vorschläge des Patienten in die Pflegeplanung aufnehmen und mit dem Patienten besprechen.
  - Mitarbeit von Angehörigen oder einer Bezugsperson, wenn gewünscht, ermöglichen.
  - Angehörigen oder Bezugspersonen Hilfestellung zur Mitarbeit anbieten.
  - Wünsche des Patienten, z. B. Speisen, Getränke, Besuchszeiten, erfüllen.

2.5.3 Ernährung des Patienten optimieren

Menschen mit Ernährungsdefiziten und auch Menschen mit Adipositas haben bei entsprechender Bewegungseinschränkung und Druckexposition ein erhöhtes Dekubitusrisiko. Insbesondere ältere Menschen, die sich mit ihrer Situation in Langzeitpflegeeinrichtungen nicht abfinden können oder sich mit ihrer Aufnahme in ein Alten-

und Pflegeheim nicht arrangieren können oder wollen, reagieren häufig (unbewusst) mit Nahrungsverweigerung. Zudem vermindert sich mit zunehmendem Alter beinahe regelhaft das Durstgefühl. Es wird zu wenig getrunken. Auch viele Erkrankungen führen zu Ernährungseinschränkungen, sei es durch Appetitmangel, z. B. bei fieberhaften Erkrankungen oder zur Einschränkung bei der Nahrungsaufnahme, z. B. durch Schluckstörungen. Andererseits führen unsere Wohlstandsgesellschaft und der allgemeine Bewegungsmangel bei vielen Menschen zu Überernährung und Adipositas (▶ Kap. 7).

Büchertipp

Ernährungsmanagement, Barbara Peus, Kohlhammer Verlag, ISBN: 978-3-17-021917-5
Mangelernährung, Antje Tannen/Tatjana Schütz, Kohlhammer Verlag, ISBN: 978-3-17-020910-7
Pflege und Betreuung adipöser Patienten, Erwin Lohmer/Viola Ulbrich, Kohlhammer Verlag, ISBN: 978-3-17-022311-0

Vorgehen bei Fehlernährung

Ernährungsdefizite erkennen

Im Rahmen der Dekubitusprophylaxe ist die wiederholte Erhebung des Ernährungsstatus mithilfe der Krankenbeobachtung meist ausreichend um ein Ernährungsdefizit zu erkennen. Spezielle Assessment-Skalen sind hierfür übertrieben. Zudem wird ihre Aussagekraft bezweifelt.

1. Bereits durch die Inaugenscheinnahme lassen sich Anzeichen für einen Gewichtsverlust erkennen. Z.B. ist die Kleidung des Patienten zu weit (geworden); ist der Hautturgor vermindert; treten Knochenvorsprünge sichtbar hervor, z. B. Rippen, Beckenkamm, Sitzbeine; sind die Hautfalten, z. B. am Gesäß, Brust oder Bauch erschlafft?

2. Weitere Hinweise kann die Befragung des Patienten und (mit seiner Erlaubnis) seiner Angehörigen liefern, z. B.: Wie ist das Essverhalten des Patienten? Wie viel und was isst und trinkt er im Laufe des Tages? Wie ausgeprägt ist sein Appetit? Bei Patienten, die sich bereits in der Einrichtung befinden, kann der Blick auf das Speisentablett, das das Patientenzimmer verlässt wertvolle Erkenntnisse liefern.

3. Objektivierbare Daten kann die Berechnung des Body-Mass-Index (BMI) erbringen. Zur Berechnung werden die Körpergröße und das Gewicht des Patienten benötigt.

Body-Mass-Index (BMI)

Berechnungsformel:

- Gewicht in kg dividiert durch Körpergröße in m zum Quadrat

Anders ausgedrückt:

$$\frac{Gewich(kg)}{Körpergröße^2(m)}$$

Beispiel:
Gewicht 75 kg $75 : (1{,}70 \times 1{,}70) = 25{,}95 \cong$ Übergewicht
Körpergröße 170 cm

Bewertung:

- BMI < 25 = Normalgewicht
- BMI > 25 = Übergewicht
- BMI < 20 = Untergewicht

Im Alter verändert sich das Verhältnis zwischen Körpergröße und Gewicht. Diese Änderung wird im Body-Mass-Index nicht berücksichtigt. Deshalb sind die errechneten Werte für ältere

Menschen nur eingeschränkt nutzbar. Um auch für ältere Menschen aussagekräftige Werte zu erhalten, hat das »National Research Council (USA)« die »Wünschenswerte BMI-Werte« herausgegeben. Man berücksichtigt im Unterschied zum original BMI auch das Lebensalter und geht bei Menschen über 65 Jahren bereits ab einem Wert von 24 kg/m^2 von einer Gefahr zur Fehlernährung aus.

Tab. 2.2: Wünschenswerte BMI Werte (National Research Council)

Alter	BMI
19–24 Jahre	19–24 kg/m^2
25–34 Jahre	20–25 kg/m^2
35–44 Jahre	21–26 kg/m^2
45–54 Jahre	22–27 kg/m^2
55–64 Jahre	23–28 kg/m^2
> 65 Jahre	24–29 kg/m^2

Das National Research Council definiert darüber hinaus Werte, die Indikator für einen signifikanten Gewichtsverlust sein können.

Tab. 2.3: Signifikanter Gewichtsverlust nach NRC

Gewichtsverlust	Zeitraum	Beispiel (Ausgangswert 75 kg)
1–2 %	in 1 Woche	0,750 kg–1,500 kg
5 %	in 1 Monat	3,750 kg
7,5 %	in 3 Monaten	5,625 kg
10 %	In 6 Monaten	7,500 kg

Die regelmäßige Dokumentation und Darstellung des Körpergewichts in Form eines Diagramms lassen ein drohendes Untergewicht auf einen Blick erkennen.

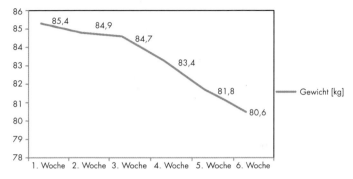

Abb. 2.1: Dokumentation des Körpergewichtes

Auch der Mangel an einzelnen Nähstoffen, z. B. Wasser, Vitamin C, Eiweiß oder Zink können die Entstehung eines Dekubitus fördern. Zur Erkennung bedarf es der speziellen Krankenbeobachtung:

- Erkennen eines Flüssigkeitsmangels
  - Ein- und Ausfuhrkontrolle (mind. ausgeglichene, besser positive Bilanz anstreben)
  - Hautturgorkontrolle
- Erkennen eines Vitamin C-Mangels
  - Vermehrtes Zahnfleischbluten z. B. beim Zähneputzen bis hin zu Zahnfleischentzündungen
  - Raue, schuppige Haut, evtl. braune Verfärbung
  - häufige banale Infektionen
  - allgemeine Schwäche und Müdigkeit
  - Gelenk- und Gliederschmerzen
- Erkennen eines Eiweißmangels
  - Verlust an Muskelmasse und Muskelkraft

- Ödeme
- Wundheilungsstörungen
- Herzinsuffizienz und Herzrhythmusstörungen
• Erkennen eines Zinkmangels
  - Leistungsabfall
  - Stimmungsschwankungen
  - brüchige Haare und Nägel
  - trockene, schuppige Haut
  - Zinkmangeldermatitis mit Rötung und Pustelbildung im Gesicht und an den Fingern
  - entzündliche Hautveränderungen und Wundheilungsstörungen
• Bei Verdacht auf Nährstoffmangel und gleichzeitiger Dekubitusgefährdung kann der Arzt einzelne Laborparameter bestimmen lassen:
  - bei Eiweißmangel z. B. Serumalbumin, Cholinesterase und Transferrin
  - bei Zinkmangel den Zinkspiegle im Blut

Ernährungsdefizite beseitigen

Zur Optimierung der Ernährung ist für die Pflege eine enge Zusammenarbeit mit der Diätassistenz und/oder der Küche unumgänglich. Auch muss der Arzt ggf. die notwendige Kostform verordnen. Besteht eine Fehlernährung bereits über einen längeren Zeitraum, und hat sich ein erhebliches Ernährungsdefizit entwickelt, ist die Wiederherstellung einer annähernd normalen Ernährungssituation alleine mit oraler Nahrungszufuhr meist nicht mehr möglich. Flüssigkeit und die fehlenden Nährstoffe müssen dann mittels Infusion zugeführt werden. Die wichtigste Aufgabe der Pflege ist neben der Kooperation mit Arzt und Küche aber wohl die Umsetzung all dessen, was bereits in der pflegerischen Grundausbildung zum Thema »Ernährung« und »Darreichung der Mahlzeiten« gelehrt wurde, und geeignet erscheint, dem Patienten Lust auf Essen und Trinken zu machen.

Adipositas erkennen

Mithilfe des BMI ist es einfach, eine Adipositas festzustellen. Ab einem BMI-Wert > 25 spricht man von Adipositas. Manchmal wird die Adipositas noch unterteilt:

1. Präadipositas   bei BMI-Werten von 25–30 kg/m^2
2. Adipositas   bei BMI-Werten von 30–40 kg/m^2
3. Adipositas per magna   bei BMI-Werten von > 40 kg/m^2

Gemäß der »Wünschenswerte BMI-Werte« (National Research Council) gilt diese Einteilung, Adipositas ab BMI-Werten von 25 kg/m^2 nur für die Altersgruppe von 19–24 Jahren. Bei den älteren Altersgruppen erhöht sich der Wert jeweils um 1 kg/m^2, so dass bei 65 Jährigen und Älteren die Adipositas erst ab einem BMI-Wert von 30 kg/m^2 beginnt.

Adipositas beseitigen

Wenn es auch wünschenswert ist, die Dekubitusgefahr bei adipösen Patienten durch eine Gewichtsreduktion zu vermindern, so wird dies doch in den meisten Fällen nur ein frommer Wunsch bleiben können. Jede Gewichtsreduktion benötigt ihre Zeit, soll sie den Organismus nicht über Gebühr belasten und zudem auch noch von Bestand sein. Diese Zeit ist in einer akuten Dekubitusgefährdung kaum gegeben. Allenfalls in Langzeiteinrichtungen und in der Altenpflege besteht die Chance, erfolgreich an der Reduzierung einer Adipositas zu arbeiten. Vier Schritte können zu einer schonenden und bleibenden Gewichtsreduktion führen:

1. Den Wunsch des Patienten, sein Gewicht zu reduzieren, initiieren und permanent unterstützen
2. Die Ernährung so umstellen, dass der Patient dosiert abnimmt, ohne jedoch Mangel zu leiden
3. Den Patienten zu angemessener Bewegung und Sport motivieren und anleiten

4. Das Ernährungs- und Sportprogramm auf einen gewichtserhaltenden Level einstellen

Auf Dauer ist nur das Verfahren zur Gewichtsreduktion erfolgreich, das alle vom Organismus benötigten Nährstoffe in ausgewogener Form und in der jeweils notwendigen Menge zur Verfügung stellt. Aus Sicht der Autoren erfüllt nur ein Verfahren die Voraussetzungen: Die ausgewogene, ballaststoffreiche durch Grund- und Arbeitsumsatz definierte Ernährung.

Durch Grund- und Arbeitsumsatz definierte Ernährung

Anhand des Gewichts, der Größe, des Alters und des Geschlechts wird der Grundumsatz des Patienten bestimmt. Dafür gibt es z. B. die Berechnungsformel nach Mifflin und St. Jeor:

Grundumsatz in kcal/24 h $\cong$ (10 × Körpergewicht in kg) + (6,25 × Körpergröße in m) − (5 × Alter) + S*
*S = + 5 ♂
*S = − 161 ♀

Um nicht nur den Grundumsatz sondern den Arbeitsumsatz zu errechnen wird der errechnete Grundumsatzwert mit einem Aktivitätsfaktor multipliziert (s. u.).

Mit dem so errechneten Gesamtumsatz wird der Patient noch nicht abnehmen. Dazu muss in die Rechnung nicht das tatsächliche, sondern das z. B. nach zwei Wochen angestrebte Gewicht eingegeben werden.

Hat der Patient nach zwei Wochen das gewünschte Gewicht erreicht, wird der Gesamtumsatz erneut mit einem wiederum verringerten Gewicht errechnet, usw.

Aktivitätsfaktoren

- 1,2   kaum Aktivität (z. B. Bettlägerigkeit)
- 1,3   mobilisiert (z. B. Bewegung im Zimmer)

- 1,4   mäßig aktiv (z. B. Bewegung im Haus und Garten)
- 1,6   normal aktiv (z. B. zusätzlich leichter Sport)
- 1,9   sehr aktiv (z. B. zusätzlich sportlich engagiert)

Die Küche (ggf. Diätassistent) stell anhand des errechneten Arbeitsumsatzes einen abwechslungsreichen und dem Geschmack des Patienten entsprechenden Ernährungsplan zusammen.

Im Internet lassen sich unter dem Stichwort »Grundumsatzrechner« Programme finden, die das lästige Rechnen übernehmen.

2.5.4   Hautpflege des Patienten optimieren

Die ganz normale, an den Hauttyp und die ggf. durch Allgemeinerkrankungen, z. B. Fieber veränderte, Hautsituation angepasste Hautpflege genügt auch den Ansprüchen der Dekubitusprophylaxe (▸ Kap. 8.3). Einschlägige Pflegefachbücher können bei Fragen zur allgemeinen Hautpflege hilfreich sein, z. B. Auf dem Markt tummelt sich eine große Anzahl von Salben, Cremes, Sprays und »Wässerchen«, die zur dekubitusprophylaktischen Hautpflege angepriesen werden. Leider gibt es wenige bis keine randomisierten, kontrollierten Studien, die die dekubitusprophylaktische Wirkung einzelner Hautpflegemittel, belegen. Die Pflege ist weiterhin auf empirisches Handeln angewiesen. Dieses muss aber kritisch hinterfragt und vor allem in der Anwendung am Patienten laufend auf Wirksamkeit und Nebenwirkungen überprüft werden. Der Pflegeprozess bietet dazu mit der Pflegeplanung und darin insbesondere mit der Evaluation ein sehr gut geeignetes Instrument.

Büchertipp

Arbeitsbuch Prophylaxen, Ulrich Kamphausen, Kohlhammer Verlag, ISBN: 978-3-17-021425-5

Prophylaxen in der Pflege, Ulrich Kamphausen, Kohlhammer Verlag, ISBN: 978-3-17-022686-9
Chronische Wunden, Susanne Danzer, Kohlhammer Verlag, ISBN: 978-3-17-026708-4
Interprofessionelle Wundheilung und -behandlung, Gonda Bauernfeind/Steve Strupeit, Kohlhammer Verlag, ISBN: 978-3-17-021691-4
Dekubitusprophylaxe und -behandlung, Gonda Bauernfeind/Steve Strupeit, Kohlhammer Verlag, ISBN: 978-3-17-022080-5
Pflegeassistenz, Elke Zimmermann, Kohlhammer Verlag, ISBN: 978-3-17-022606-7

Inkontinenzversorgung

Ein besonderes Thema der Hautpflege ist der Hautschutz bei Inkontinenz durch die Anwendung von Inkontinenzhilfsmittel:

Aufsaugende Systeme

Aufsaugende Systeme sind z. B. Inkontinenzeinlagen, -vorlagen, Tropfenfänger und Inkontinenzhosen. Effektive Systeme sind ausgestattet mit gelbildenden Substanzen, die große Mengen Urin aufnehmen und binden, einem Vlies, das den Urin direkt in die gelbildende Substanz leitet und einer luftdurchlässigen Folie zum Schutz der Bekleidung. In das Produkt eingearbeitete, von außen sichtbare Nässeindikatoren sind eine praktische Hilfe um zu erkennen, wann die Inkontinenzversorgung gewechselt werden muss. Flüssigkeitsdichte Krankenunterlagen sind weniger geeignet, da der Urin vor Aufnahme durch die Unterlage über die Haut fließt und auch in Körperfalten verbleiben kann.

Gefahren durch Inkontinenzversorgung:

- Die Urin aufsaugenden Systeme schließen den Intimbereich mehr oder weniger luftdicht ab. Es entsteht eine feucht warme Kammer.

In der Folge kann sich eine Dermatitis und/oder Intertrigo ausbilden.

- Zu enge Inkontinenzhilfsmittel können einschnüren, dadurch die Haut direkt schädigen, die Durchblutung stören und Druck erzeugen.
- Besonders bei bettlägerigen Patienten kann es bei zu weiten Inkontinenzhilfsmitteln zur Faltenbildung und damit zur erhöhten Druckgefährdung kommen.

So hilfreich und arbeitserleichternd Inkontinenzhilfsmittel einerseits sind, dürfen sie andererseits nicht dazu verleiten, die notwendige pflegerische Sorgfalt außer Acht zu lassen:

- Das für den Patienten individuell passende Hilfsmittel muss, wenn möglich, mit dem Patienten gemeinsam ausgewählt werden.
- Die Inkontinenzversorgung muss sorgfältig angepasst werden. Einheitsgrößen oder nur wenige Größenvarianten wie z. B. klein – mittel – groß, sind nicht ausreichend. Auch das Fassungsvermögen der Inkontinenzversorgung muss dem Inkontinenzgrad entsprechen.
- Der korrekte Sitz muss regelmäßig überprüft werden, insbesondere z. B. nach Mobilisation, Untersuchungen oder Anwendungen.
- Ein frühzeitiger Wechsel des Inkontinenzhilfsmittels ist sicher zu stellen. Nasse Haut weist auf eine überstrapazierte Aufnahmekapazität hin. Die Wechselintervalle müssen verkürzt werden.
- Um die Bildung feuchter Wärme zu vermindern sollte der Patient zumindest zeitweise keine abschließende Inkontinenzversorgung tragen.
- Auch wenn der Patient durch eine moderne Inkontinenzversorgung heutzutage nicht mehr im Urin liegen muss, ist die Intimpflege durch mehrmaliges Waschen am Tag sicher zu stellen.

Systeme zum Ableiten von Urin

Systeme zum Ableiten von Urin sind z. B. Kondomurinale für Männer und Urinkollektoren für Frauen und Männer.

Auch wenn ständig an der Verbesserung dieser Systeme, z. B. der Fixierung und der Handhabbarkeit gearbeitet wird, gilt für beide

Systeme in gleicher Weise: sie funktionieren nur gut, wenn sie von erfahrenen und geschulten Pflegepersonen angelegt werden. Gut angeleitete und in ihrer Fingerfertigkeit nicht eingeschränkte Patienten können ihr Urinableitungssystem auch selbständig anlegen. Zu beachten ist allerdings, dass es bei nicht korrekt angelegten Urinalen und Kollektoren schnell zu Komplikationen kommen kann:

- Hautreaktionen durch das Fixiermittel und/oder das Material (Silikon, Kautschuk, Teflon) des Systems
- Druckstellen durch Faltenbildung beim Anlegen
- Hautschäden durch Mazeration bei nicht passgenauem Anlegen

Um die Gefahr der Komplikationen gering zu halten empfiehlt es sich, die Systeme nach durchschnittlich 48 Stunden zu wechseln. Reste von Klebematerialien müssen schonend entfernt werden. Oft reicht warmes Wasser. Vor dem erneuten Anlegen sollte der Haut Zeit zur Regeneration gegeben werden.

Dekubitusgefahr beim inkontinenten Patienten ist keine Indikation für einen Blasenverweilkatheter. Das hieße den Teufel durch den Beelzebub zu bekämpfen. Die mit dem Blasenverweilkatheter einhergehenden Komplikationen, insbesondere die unausweichlich auftretende Zystitis mit der Gefahr einer aufsteigenden Infektion, stehen in keinem Verhältnis zum erhofften Nutzen. Zudem stehen mit den oben genannten Inkontinenzversorgungssystemen Alternativen zur Verfügung. Da die Blutversorgung der Harnblase über die oberen Blasenarterien und die untere Blasenarterie erfolgt, die alle der Arteria iliaca interna entspringen und die Kreuzbeinregion sowie die Gesäßmuskulatur ebenfalls über Äste der Arteria iliaca interna versorgt werden, nimmt man an, dass durch eine Katheter induzierte Zystitis die Harnblase und ihre Umgebung vermehrt durchblutet wird. Dadurch kommt es als direkte Folge zu einer Minderdurchblutung der Sakral- und Gesäßregion. Eine Minderdurchblutung im Sakral- und Gesäßbereich würde aber die Dekubitusgefahr erhöhen. Durch einen Blasenverweilkatheter würde also die Dekubitusgefahr nicht verringert sondern eher vergrößert.

2.5.5 Patienten mobilisieren

Mobilität ist für jeden Menschen eine Lebensqualität an sich. Für den kranken Menschen darüber hinaus ein Schutz vor Komplikationen und zusätzlichen Erkrankungen.

Mobilität fördert:

- ganz allgemein den Gesundungsprozess
- die Eigenständigkeit und die Möglichkeit zur Selbstpflege
- das Selbstwertgefühl
- die Sozialkontakte
- den Appetit, die Verdauung und den Schlaf

Mobilität dient:

- der Thrombose-, der Kontrakturen-, der Pneumonie-, der Obstipations-, der Sturz-, der Deprivations- und nicht zuletzt der Dekubitusprophylaxe

Mobilisation umfasst also einen beträchtlichen Teil der Kranken- und besonders der Gesundheitspflege. Da Mobilisation, wenn sie professionell sein will, zielgerichtet und individuell angewandt werden muss, ist es die Aufgabe der Pflege für jedes Anwendungsgebiet und jeden Patienten individuell die entsprechende Mobilisation zu planen (vgl. Expertenstandard unter P2). Allgemeine Mobilisationspläne können allenfalls eine Hilfe für die weitergehende individuelle Planung sein.

Mobilität erhalten

Besonders für Alten- und Pflegeheime gilt: alles was den Patienten aus dem Bett, dem Stuhl, aus dem Zimmer lockt ist geeignet, Mobilität zu erhalten. Wenn außerhalb des Zimmers nichts Interessantes zu erwarten ist, keine Abwechslung, keine verlockende Angebote, keine Gesprächspartner usw., warum sollte ein Patient/Bewohner sein Zimmer verlassen, da sitzt er doch lieber immobil vor dem Fernsehgerät. Zur Mobilisation geeignet sind z. B.:

- Wohnlich und offen gestaltete Sitzecken (ohne Fernsehapparat und ohne Radio-Dauerbeschallung), wo man sich gerne trifft und ins Gespräch kommt.
- Offene Sicht und Zugang zu einem Garten mit kurzen und längeren Rundwegen, evtl. auch mit der Möglichkeit auf Tiere zu treffen und sich gärtnerisch betätigen zu können.

Oft ist es das Pflegepersonal selbst, das die Immobilität fördert. Patienten/Bewohner bekommen z. B. bei Beschwerden oder Kummer den (schlechten) Rat: »Legen Sie sich doch etwas ins Bett, nachher geht's dann wieder besser.« Der Patient bleibt häufig alleine schon deshalb in seinem Zimmer, um die Visite, den Physiotherapeuten, den angekündigten Verbandwechsel usw. nicht zu verpassen, denn konkrete Terminabsprachen gibt es oft nicht. Der Patient muss verfügbar sein. Nicht alles kann alleine vom Pflegepersonal zum Besseren gewendet werden. Dennoch ist es in der Regel das Pflegepersonal, das zuerst erkennt, wo Mobilisation eingeschränkt wird und wo Ressourcen zu mobilisieren sind. Z. B. realisiert es, dass es ihm die Arbeitsverdichtung unmöglich macht, mit Patienten/Bewohnern spazieren zu gehen. Diese sitzen dann wohl oder übel in ihrem Zimmer herum. Vielleicht ist die Heimleitung in solch einem Fall sogar dankbar für einen konkreten Tipp, z. B. dass es in der Nachbarschaft eine aktive Pfadfindergruppe gibt, die, wenn sie nur angesprochen würde, sicher gerne bereit ist, (ausgewählte) Bewohner zu begleiten. Mit etwas Fantasie lassen sich überall solche oder ähnliche Beispiele finden.

Bewegungsangebote müssen so interessant sein, dass Patienten/Bewohner sich angesprochen fühlen. Das ist aber nicht möglich bei Pauschalangeboten für alle. Der Mensch ist und bleibt, auch und gerade im Alter Individualist. Er benötigt Angebote, die seinem Stil, seinem Niveau und seinen Fertigkeiten entsprechen. Grundsätzlich ist z. B. gegen Stuhlgymnastik im großen Kreis nichts einzuwenden. Aber nicht alle Patienten/Bewohner reißt solch ein Angebot im wahrsten Sinne des Wortes vom Hocker. Yoga, Qi Gong, Pilates, Haltungsgymnastik (z. B. Rückenschule), Seniorenaerobic, Wassergymnastik und vor allem Tanzen in jeder Form, z. B. auch Biodanza werden, wenn sie als Angebotspalette dem Patienten/Bewohnern vorgestellt werden, gewiss Interessenten finden. Eine versierte Physiotherapeutin sollte in der Lage sein, alle diese Angebote anzubieten und seniorengerecht mit Schwung und Spaß durchzuführen.

Mobilität wiederherstellen

Leider sind viele Patienten/Bewohner bereits immobil, oft im fortgeschrittenen Stadium, wenn sie zu uns in die Pflegeeinrichtung kommen. Es ist ungleich schwieriger und mühsamer, bestehende Immobilität zu reduzieren oder gar zu beseitigen, als Immobilität vorzubeugen. Umso intensiver muss sich die Pflege um Mobilisierung bemühen. Mit jedem Stück mehr Mobilität gewinnt der Patient/Bewohner ein Teil Lebensqualität zurück. Für die Pflege gilt: »Ein immobiler Patient ist ein pflegeintensiver Patient, ein mobiler Patient ist ein selbständiger Patient«. Oder anders ausgedrückt: »Jede Minute Pflegearbeit, die wir in Mobilisierung investieren, potenziert sich später, als Arbeitszeitersparnis«. Wir kennen das Modell der »Aktivierenden Pflege«. Jede Pflegemaßnahme *am* Patienten wird so durchgeführt, dass sie zur Pflegemaßnahme *mit* dem Patienten wird. Das heißt, durch Motivieren, Anleiten und Nutzen der Patientenressourcen entwickelt sich die Pflege Schritt für Schritt hin zur Selbstpflege, zur selbständigen Übernahme aller AEDLs (Aktivitäten und existenzielle Erfahrungen des Lebens) durch den Patienten. Wie alles in der Pflege bleibt auch die Aktivierung des immobilen Patienten nicht dem Zufall überlassen. Die Aktivierung ist Teil der Pflegeplanung und des Bewegungsplans. Das ganze Spektrum der mobilisierenden Maßnahmen kann zur Anwendung kommen:

- Förderung von Körperwahrnehmung und Gleichgewicht
  - durch z.B. basale Stimulation als somatische Anregung mit gezieltem Körperkontakt, z.B. bei Pflegemaßnahmen, als Massage oder Streichung
  - vestibuläre Anregung durch Lageveränderungen im Bett oder mit dem Bett (verschiedene Schrägstellungen) und Gleichgewichtsübungen

- Bewegungsübungen
  - als passive, assistive, aktive oder resistive Übungen oder als Gymnastik im Bett, auf der Bettkante oder auf dem Stuhl
  - Gehtraining von wenigen Schritten im Zimmer bis zu kurzen und längeren Spaziergängen in der Krankenhausumgebung

Zur Unterstützung der Mobilisierungsbemühungen kann der Einsatz von Hilfsmitteln sehr hilfreich sein. Festes und gut sitzendes Schuhwerk mit rutschsicherer Sohle und kleinem Absatz oder Keilsohle sind die Grundvoraussetzung für jede Aktivität außerhalb des Bettes. Es steht heute eine große Zahl unterschiedlicher Gehhilfen zur Verfügung. Sinnvoll für den Patienten ausgewählt und an seine Bedürfnisse angepasst, sind sie ein großer Gewinn für seine Mobilität. Gehstöcke in verschiedener Ausführung, Gehstützen, der Gehbock oder Rollatoren sollten zur Auswahl bereitstehen. Auch die Handläufe auf Fluren und im Treppenhaus können als geeignete Gehhilfen genutzt werden. Systeme zur Mikrostimulation sind geeignet, noch verbliebene Rest-Eigenbewegungen des Patienten zu verstärken. Ein spezielles System von Federn, die jede Eigenbewegung des Patienten unmerklich zurückmelden, fördert zudem die Körperwahrnehmung. Für Patienten ganz ohne Eigenbewegung werden aktive Systeme angeboten, die über Einstellungsmöglichkeiten für verschiedene Mikrostimulationsmuster verfügen. Das System initiiert also selbständig, unabhängig von Patientenbewegungen, Stimulationsimpulse.

Bei Patienten mit schlurfendem Gang, z. B. bei M. Parkinson, kann eine gleitfähige Schuhsohle sinnvoll sein.

Expertenstandard »Erhaltung und Förderung der Mobilität in der Pflege«

Im Gesetz zur strukturellen Weiterentwicklung der Pflegeversicherung (Pflege-Weiterentwicklungsgesetz) vom 28.05.208 wird gesetzlich festgelegt, dass Expertenstandards zur Sicherung und Weiterentwicklung der Qualität in der Pflege entwickelt und eingeführt werden müssen. Die Vertragsparteien einigten sich darauf, den ersten gemeinsamen Expertenstandard zum Thema »Erhaltung und Förderung der Mobilität« erarbeiten zu lassen. Das DNQP erhielt im März 2013 den Auftrag, diesen Expertenstandard zu entwickeln. Am 13. Juni 2014 wurde der fertige Entwurf vorgelegt. Zur Zeit wird der Expertenstandard in vielen Einrichtungen der stationären, teilstationären und ambulanten Pflege modellhaft erprobt. In absehbarer Zeit wird dieser Expertenstandard für alle Pflegefachkräfte und das Qualitätsmanagement der entsprechenden Einrichtungen bindend.

Damit erhält dieser Expertenstandard auch Bedeutung für die Dekubitusprophylaxe, da er das wichtige Teilthema, die Mobilisation, verpflichtend regelt.

Zielsetzung: Jeder pflegebedürftige Mensch erhält eine pflegerische Unterstützung, die zur Erhaltung und/oder zur Förderung der Mobilität beiträgt (DNQP).

Begründung: Eine eingeschränkte Mobilität ist ein Risiko für pflegebedürftige Menschen. Sie kann zu einer erheblichen Beeinträchtigung der Lebensqualität bis hin zu einer Ortsfixierung und Bettlägerigkeit führen und mit dem Risiko weiterer gesundheitlicher Beeinträchtigungen (wie z. B. Dekubitus, Sturz) einhergehen. Durch eine regelmäßige Einschätzung der Mobilität, differenzierte Informations- und Edukationsangebote, eine motivierende und mobilitätsfördernde Umgebungsgestaltung, das Angebot sowie die Koordination zielgerichteter, die Eigenaktivität fördernder Maßnahmen kann zur Erhaltung und Förderung Mobilität beigetragen werden. Eine so verstandene pflegerische Unterstützung hat gesundheitsfördernden Charakter. Die damit erreichte Mobilität hat eine große Bedeutung für die gesellschaftliche Teilhabe. (DNQP)

Tab. 2.4: Expertenstandard »Erhaltung und Förderung der Mobilität in der Pflege« (www.dnqp.de)

Strukturkriterien	Prozesskriterien	Ergebniskriterien
S1 Die Pflegefachkraft verfügt über die Kompetenz, die Mobilität des pflegebedürftigen Menschen, Gründe für Mobilitätsbeeinträchtigungen sowie Umgebungsmerkmale, die für die Mobilität relevant sind, systematisch einzuschätzen.	**P1** Die Pflegefachkraft schätzt zu Beginn des pflegerischen Auftrags die Mobilität des pflegebedürftigen Menschen sowie Probleme, Wünsche und Ressourcen im Zusammenhang mit der Erhaltung und der Förderung der Mobilität ein. Sie wiederholt die Einschätzung regelmäßig in individuell festzulegenden Abständen sowie bei Veränderungen der mobilitätsrelevanten Einflussfaktoren.	**E1** Eine aktuelle Einschätzung der vorhandenen Mobilität und möglicher Probleme und Ressourcen im Zusammenhang mit der Mobilität liegen vor. Die Entwicklung der Mobilität ist abgebildet.
S2a Die Pflegefachkraft verfügt über die Kompetenz zur Planung und Koordination von Maßnahmen zur Erhaltung und Förderung der Mobilität. **S2b** Die Einrichtung stellt sicher, dass Maßnahmen zur Erhaltung und Förderung der Mobilität fester Bestandteil des internen Qualitätsmanagements sind.	**P2** Die Pflegefachkraft plant und koordiniert in enger Absprache mit dem pflegebedürftigen Menschen und gegebenenfalls seinen Angehörigen sowie weiter Berufsgruppen individuelle Maßnahmen zur Erhaltung und Förderung der Mobilität unter Berücksichtigung seiner Präferenzen. Sie sorgt für eine kontinuierliche Umsetzung des Maßnahmenplans.	**E2** Ein individueller Maßnahmenplan mit den vereinbarten Maßnahmen zur Erhaltung und Förderung der Mobilität des pflegebedürftigen Menschen liegt vor.

Tab. 2.4: Expertenstandard »Erhaltung und Förderung der Mobilität in der Pflege« (www.dnqp.de) – Fortsetzung

Strukturkriterien	Prozesskriterien	Ergebniskriterien
S3 Die Pflegefachkraft verfügt über die Kompetenz, den pflegebedürftigen Menschen und gegebenenfalls seine Angehörigen über die Bedeutung von Mobilität für die Gesundheit und den Erhalt von Selbständigkeit zu informieren und sie durch Beratung und Anleitung darin zu unterstützen, Maßnahmen der Erhaltung und Förderung der Mobilität in ihren Lebensalltag zu integrieren.	**P3** Die Pflegefachkraft bietet dem pflegebedürftigen Menschen und gegebenenfalls seinen Angehörigen Information, Beratung und Anleitung unter Berücksichtigung der bei der Einschätzung identifizierten Probleme, Wünsche und Ressourcen an.	**E3** Der pflegebedürftige Mensch und gegebenenfalls seine Angehörigen sind über die Auswirkungen einer eingeschränkten Mobilität sowie Möglichkeiten zur Erhaltung und Förderung von Mobilität informiert.
S4a Die Einrichtung verfügt über personelle, materielle und räumliche Ressourcen für ein zielgruppenspezifisches Angebot mobilitätserhaltender und -fördernder Maßnahmen sowie für eine mobilitätsfördernde Umgebungsgestaltung. **S4b** Die Pflegefachkraft verfügt über Kompetenzen zur Ermöglichung und Durchführung von	**P4** Die Pflegefachkraft unterbreitet dem pflegebedürftigen Menschen kontinuierlich Angebote zur Erhaltung und Förderung der Mobilität und führt die mit dem Pflegebedürftigen vereinbarten Maßnahmen durch.	**E4** Die Maßnahmen sind plangemäß durchgeführt und wirken sich positiv auf die Mobilität des pflegebedürftigen Menschen aus.

Strukturkriterien	Prozesskriterien	Ergebniskriterien
mobilitätsfördernden und -erhaltenden Maßnahmen.		
S5 Die Pflegefachkraft verfügt über die Kompetenz, die Angemessenheit und Wirksamkeit der Maßnahmen zu überprüfen.	**P5** Die Pflegefachkraft überprüft gemeinsam mit dem pflegebedürftigen Menschen und ggf. seinen Angehörigen sowie weiteren an der Versorgung beteiligten Berufsgruppen den Erfolg und die Angemessenheit der Maßnahmen. Bei Bedarf vereinbart sie mit dem pflegebedürftigen Menschen auf Grundlage einer erneuten Einschätzung Veränderungen am Maßnahmenplan.	**E5** Eine Evaluation der vereinbarten Maßnahmen liegt vor.

2.5.6 Druckentlastende Maßnahmen

Wenn eine Mobilisation nicht mehr ausreichend möglich ist, verlangt der Expertenstandard vor dem Einsatz druckverteilender Hilfsmittel, druckentlastende Maßnahmen vorzunehmen. »Die Pflegefachkraft wendet *zusätzlich zu druckentlastenden Maßnahmen* die geeigneten druckverteilenden Hilfsmittel an, *wenn der Zustand des Patienten/Bewohners eine ausreichende Bewegungsförderung nicht zulässt*« (Expertenstandard, 2010). Bei immobilen Patienten besteht die große Gefahr, dass der Auflagedruck auf dekubitusgefährdeten Körperregionen über einen kritischen Zeitraum hinaus bestehen bleibt. Es kann sich schnell ein Dekubitus entwickeln. Bevor der kritische Zeitraum überschritten ist, sollte der Patient sein Gewicht auf eine andere Körperpartie verlagern. Dies ist dem Patienten oft auch noch bei einer Restbeweglichkeit möglich. Was dabei der kritische Zeitraum ist, muss von Patient zu Patient individuell festgestellt werden. Die Risikobewertung mithilfe einer Skala und die Einschätzung der Risikofaktoren können dabei helfen.

Druckentlastende Lagerung durch den Patienten mit einer Restbeweglichkeit

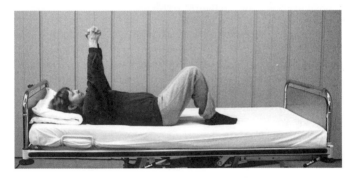

Abb. 2.2: Verlagerung des Körperschwerpunkts

* Durch Verlagerung des Körperschwerpunkts:
  Aus der Rückenlage kann sich der Patient selbständig nach links oder rechts drehen. Mit der Fernbedienung fährt er sein Bett in eine waagerechte Position. Dann winkelt er seine Knie an und stellt die Füße auf. Er verschränkt die Finger beider Hände ineinander und streckt die Arme deckenwärts. Jetzt wendet er seinen Kopf zur gewünschten Seite und führt gleichzeitig die gestreckten Arme und die Knie mit leichtem Schwung in die gleiche Richtung.

- Mit Hilfe des Patientenaufrichters:
  Aus der Rückenlage kann der Patient sein Gewicht von einer Körperseite auf die andere verlagern. Mit der Fernbedienung fährt er sein Bett in eine waagerechte Position. Mit den Händen fasst er den Patientenaufrichter, winkelt die Knie an und stellt die Füße auf. Durch Hochziehen mit den Armen und Hochstemmen der Beine kann er sein Gesäß anheben, etwas nach links oder rechts verschieben und in eine neue Position bringen. Die Entlastung der gewünschten Seite kann der Patient noch unterstützen, indem er die angewinkelten Knie auf die entgegengesetzte Seite legt und den Arm der entlasteten Seite über die Brust zur Gegenseite hinlegt.

 Vorsicht: nicht anwenden bei Patienten mit Apoplex oder Spastiken. Durch das Hochziehen und Hochstemmen können Spastiken ausgelöst oder verstärkt werden.

- Durch Ziehen am Bettgitter:
  Aus der Rückenlage kann der Patient sein Gewicht von einer Körperseite auf die andere verlagern oder sich auf die linke oder rechte Seite drehen. Mit der Fernbedienung fährt er sein Bett in eine waagerechte Position. Mit der Hand der Gegenseite fasst er das Bettgitter der Seite, zu der er sich drehen möchte und dreht seinen Körper durch Ziehen am Bettgitter dorthin. Die Drehbewegung wird unterstützt, indem die angewinkelten Knie auf die gleiche Seite gelegt werden.

 Vorsicht: nicht anwenden bei Patienten mit Apoplex oder Spastiken. Durch das Ziehen am Bettgitter können Spastiken ausgelöst oder verstärkt werden. Dem Anbringen der Bettgitter muss der Patient zustimmen. Ohne seine Erlaubnis angebrachte Bettgitter erfüllen den Tatbestand der Freiheitsberaubung.

- Bei Patienten im Stuhl oder Rollstuhl:
  In der sitzenden Position kann der Patient sein Körpergewicht abwechselnd von der einen Gesäßseite zur anderen verlagern. Dazu stellt der Patient den Rollstuhl mittels der Bremsen fest. Mit beiden Armen stemmt er sich auf den Armlehnen soweit hoch, dass er sein Gesäß zu der gewünschten Seite hin verschieben kann. Dies wird erleichtert, wenn er seinen Oberkörper leicht zur entgegengesetzten Seite hin neigt.

Vorsicht: nicht anwenden bei Patienten mit Apoplex oder Spastiken. Durch das Hochstemmen können Spastiken ausgelöst oder verstärkt werden.

Lagerungshilfsmittel hemmen die Eigenbeweglichkeit des Patienten, deshalb sollten sie nur sparsam verwendet werden.

Druckentlastende Lagerung durch das Pflegepersonal

Ist der Patient aus eigener Kraft nicht mehr in der Lage Lagewechsel vorzunehmen, ist es die Aufgabe des Pflegepersonals, den Patienten so umzulagern, dass gefährdete Körperregionen regelmäßig frei von Auflagedrücken bleiben und sich kein Dekubitus entwickeln kann. Die Lagewechsel-Intervalle werden vom Gefährdungsgrad bestimmt. Sie müssen vom Pflegepersonal, z. B. anhand einer Risikoskala individuell unter Berücksichtigung der Patientenwünsche, bestimmt werden. Das Drehen und Lagern des Patienten geschieht am besten unter kinästhetischen Gesichtspunkten, dann ist gewährleistet, dass Scherkräfte vermieden und die Kräfte sowohl vom Patienten als auch vom Pflegepersonal geschont werden.

Nachteile der druckentlastenden Lagerung:

- Die Druckentlastung einer Körperregion wird durch die gleichzeitige Druckbelastung einer anderen Körperregion erkauft.
- Der in einer bestimmten Position gelagerte Patient hat so gut wie keine Bewegungsmöglichkeit mehr.
- Die druckentlastende Lagerung ist sehr pflegeintensiv. Besonders bei hochgradiger Gefährdung ist ein Lagewechsel in kurzen Zeitabständen notwendig. Unter Umständen werden mehrere Pflegepersonen für die Lagerung benötigt.

Die 30°-Seitenlage links und rechts

Durch die 30°-Seitenlage werden die Bereiche der linken oder rechten Körperseite belastet, da sie gut durch Muskulatur gepolstert sind und

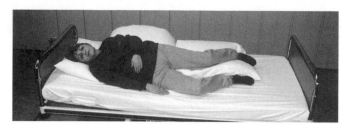

Abb. 2.3: Die 30°-Seitenlage links und rechts

keine gefährdeten Knochenvorsprünge aufweisen. Andererseits werden besonders gefährdete Regionen, z. B. Wirbelsäule, Kreuz- und Steißbein, die Trochanteren und das Hinterhauptsbein entlastet. Um den Patienten in die 30°-Seitenlage rechts zu bringen, wird wie folgt vorgegangen:

- Patienten in Rückenlage näher an die linke Bettkante lagern.
- Patienten auf die rechte Körperseite drehen, entspricht einer 90°-Seitenlage.
- Ein Lagerungskissen in den Rücken des Patienten legen. Es muss von der Schulter bis zu den Sitzbeinen reichen. Alternativ können auch Lagerungsrollen eingesetzt werden, die der Größe des Patienten entsprechen. Sie geben dem Patienten vom Nacken bis zum Gesäß Stütze und verhindern auch das Haut auf Haut liegen zwischen den Beinen.
- Den Patienten aus der 90°-Seitenlage zurück auf das Lagerungskissen drehen.
- Wenn eine flache Hand ungehindert zwischen Gesäß des Patienten und Bettlaken geschoben werden kann, ist die 30°-Seitenlage erreicht.
- Die rechte Schulter des Patienten mit der flachen Hand unterfassen und leicht nach vorn ziehen, dadurch wird die Schulter mobilisiert und Schulterschmerzen werden vermieden.
- Den Kopf nach rechts auf einem Kissen lagern.
- Dort, wo Haut auf Haut liegt, z. B. zwischen Oberschenkel, Knie, Unterschenkel, Knöchel, ein dünnes Kissen legen.

- Zur Spitzfußprophylaxe Füße ggf. durch ein Lagerungskissen abstützen. (Kontraindiziert bei Patienten mit Spastiken und nach Schlaganfall).

Zur 30°-Seitenlage links wird entsprechend verfahren.

Die 135°-Bauchlage links und rechts

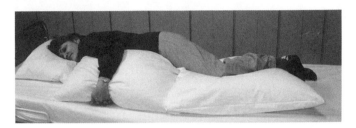

Abb. 2.4: Die 135°-Bauchlage links und rechts

Durch die Bauchlagen wird der durch seine diversen Knochenvorsprünge stark dekubitusgefährdete Rücken vollkommen entlastet. Bei der 135°-Bauchlage werden die Bereiche der linken oder rechten Vorderseite des Körpers belastet, die meist gut gepolstert sind und keine gefährdeten Knochenvorsprünge aufweisen. Die Knochenvorsprünge der Hüfte und der Schulter werden nicht belastet. Zudem toleriert der Patient die 135°-Bauchlage meist sehr gut. Um den Patienten in die 135°-Bauchlage rechts zu bringen, wird wie folgt vorgegangen:

- Patienten in Rückenlage näher an die linke Bettkante lagern.
- Dem Patienten ein langes Lagerungskissen oder weiche Lagerungsrolle in den linken Arm legen. Kissen oder Rolle muss von der Schulter bis zu den Füßen des Patienten reichen.
- Den Patienten über die 90°-Seitenlage hinaus auf die rechte Körperseite drehen, bis er mit der linken vorderen Körperhälfte und dem linken Bein auf dem Lagerungskissen liegt.
- Den rechten Arm nach hinten unter dem Körper hervorziehen.

- Den Kopf auf einem kleinen Kissen lagern.

Zur 135°-Bauchlage links wird entsprechend verfahren.

Die Bauchlage

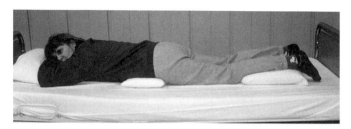

Abb. 2.5: Die Bauchlage

Die Bauchlage ist ähnlich wie die 135°-Bauchlage geeignet, die dekubitusgefährdeten Regionen des Rückens vollständig zu entlasten. Zu beachten ist allerdings, dass viele Menschen die Bauchlage nur für kurze Zeit tolerieren. Auch besteht eine erhöhte Druckbelastung an Ellenbogen, Knie und evtl. an den Hüftknochen.

Um den Patienten in die Bauchlage zu bringen, wird wie folgt vorgegangen:

- Patienten in Rückenlage näher an die linke Bettkante lagern.
- Den Patienten über die 90°-Seitenlage hinaus auf den Bauch drehen.
- Den Kopf auf ein kleines Kissen lagern.
- Ein flaches Kissen unter den Bauch legen, damit die Wirbelsäule eine Stütze erhält und der Patient bequemer liegt.
- Ein weiteres Kissen unter die Unterschenkel legen. Das Kissen muss so dick sein, dass die Fußspitzen die Matratze nicht berühren.
- Die Arme kann der Patient nach Gewohnheit bequem, z. B. unter den Kopf legen.

Die schiefe Ebene

Durch Unterlegen eines Schaumstoffkeils oder einer zusammenge-rollten Decke unter die Matratze kann eine Lagerung ähnlich der 30°-Seitenlage erreicht werden. Die Druckentlastung soll hierbei durch die »innere Gewichtsverschiebung« im Körper des Patienten geschehen. Allerdings entsteht kein Freiraum zwischen Patient und Matratze. Auch besteht die Gefahr, dass so Scherkräfte wirksam werden.

Kissen-Lagerung

Häufig können oder wollen sich Patienten nicht mehr in der gewünschten Weise drehen, um eine 30°-Seitenlage oder eine Bauchlage einzunehmen. Von Zeit zu Zeit ist es für den Patienten auch einmal angenehmer in Rückenlage liegen zu können. Bei Patienten mit einer geringen Dekubitusgefährdung kann dann auch eine Kissenlagerung in Betracht gezogen werden. Bei hochgradiger Gefährdung muss eine Weichlagerung (s. u.) gewählt werden.

Das Prinzip der Kissenlagerungen besteht darin, nicht dekubitus-gefährdete Regionen großflächig mit Lagerungskissen zu unterlagern und die gefährdeten Regionen, z. B. Wirbelsäule, Kreuz- und Steiß-bein, sowie die Fersen frei zu lagern. Die Lagerungskissen müssen so beschaffen sein, dass die gefährdeten Stellen die Unterlage nicht berühren. Dabei sollen die Kissen das Körpergewicht gleichmäßig aufnehmen, ohne z. B. an den Kanten zusätzlich Druck zu verursachen.

5-Kissen-Lagerung

Das erste Kissen ist das Kopfkissen. Das zweite Kissen unterstützt den ganzen Rücken und reicht bis an das Kreuzbein heran. Das dritte Kissen unterstützt die Oberschenkel und reicht von unterhalb des Steißbeins bis zu den Kniekehlen. Das vierte Kissen unterstützt die Unterschenkel und reicht von den Kniekehlen bis oberhalb der Fersen. Das fünfte Kissen dient als Widerlager für die Füße (Spitzfußprophylaxe). Kein Kissen zur Spitzfußprophylaxe bei Patienten mit Apoplex oder spastischen Zuständen!

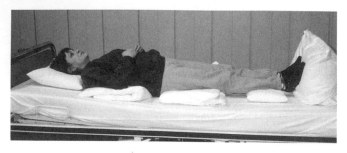

Abb. 2.6: Die 5-Kissen-Lagerung

3-Kissen-Lagerung

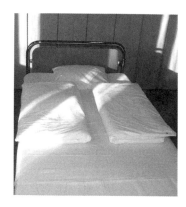

Abb. 2.7: Die 3-Kissen-Lagerung

Das erste Kissen ist das Kopfkissen. Das zweite und das dritte Kissen unterstützen jeweils die linke, bzw. die rechte Thoraxseite. Die Kissen reichen von den Schultern bis zum Gesäß. Sie werden so unter den Rücken des Patienten positioniert, dass die Wirbelsäule frei bleibt. In einer anderen Variante werden zwei Kissen ausgewählt, die bis zu den Kniekehlen reichen. Sie werden so positioniert, dass hier auch die Wirbelsäule frei bleibt, zusätzlich aber auch das Kreuz- und

Steißbein. Bei dieser Lagerung besteht aber die Gefahr, dass die Fersen einem erhöhtem Druck ausgesetzt sind. Ein weiteres Kissen das die Unterschenkel unterstützt und für eine Freilage der Fersen sorgt wäre notwendig.

Wechselkissenlagerung

Ein kleines rundes und flaches Lagerungskissen (Ø ca. 15–20 cm und ca. 3–4 cm dick) wird in einer vorher festgelegten Abfolge unter Rücken und Gesäß platziert. Alle 20 Minuten wird der Ort geändert. Die Körperregionen rund um das Kissen werden so jeweils für 20 Minuten freigelagert.

Die V-A-T-I Lagerung

Die V-A-T-I Lagerung dient in erster Line der Pneumonieprophylaxe. Schmale, dünne Lagerungskissen (ca. 60–80 cm lang, 20 cm breit, 5 cm dick) werden in Form eines V, A, T oder I unter den Rücken des Patienten gelegt, um die Belüftung unterschiedlicher Lungenbereiche zu unterstützen. In der Dekubitusprophylaxe können diese Lagerungen mit der nötigen Vorsicht in speziellen Fällen auch als Dekubitusprophylaxe dienen. Es ist immer zu beachten, dass durch diese Art der Lagerung zwar bestimmte, eng umschriebene Bereiche druckentlastet werden, andere Bereiche aber einem erhöhten Druck ausgesetzt sind. So wird durch die A-Lagerung speziell das Kreuz- und Steißbein druckentlastet, an der Spitze des »A« jedoch, wo die Kissen doppelt liegen wird die Wirbelsäule einem erhöhten Druck ausgesetzt.

Weichlagerung und Druckverteilung

Der Expertenstandard Dekubitusprophylaxe in der Pflege verlangt unter P3: »Die Pflegefachkraft wendet zusätzlich zu druckentlastenden Maßnahmen die geeigneten *druckverteilenden Hilfsmittel* an, wenn der Zustand des Patienten/Bewohners eine ausreichende Bewegungsförderung nicht zulässt« (Expertenstandard, 2010). Im Expertenstandard wird also explizit der Einsatz von druckverteilenden Hilfsmitteln verlangt. Systeme zur Weichlagerung erfüllen diesen Anspruch. Bei der Weichlagerung sinkt der Körper tief in die weiche Unterlage ein. Dadurch vergrößert sich die Auflagefläche, der Auflagedruck verteilt sich auf diese größere Fläche und sinkt pro cm². Im positivsten Fall weist der Druck auf den gefährdeten Körperregionen keinen kritischen Wert mehr auf. Die Dekubitusgefahr ist gebannt. Dieser theoretische Fall tritt in der Praxis so gut wie nie auf, deshalb sind auch bei einer Weichlagerung weitere Maßnahmen zur Dekubitusprophylaxe notwendig, z. B. das regelmäßige Wechseln der Lage (s. o.). Bei besonders prominenten Körperregionen, z. B. Fersen, Steißbein und Sitzknorren bildet sich im fortgeschrittenen Alter das sonst schützende Gewebepolster zurück. Eine einfache Weichlagerung reicht dann meist nicht mehr aus. Versuche, mit z. B. Watteverbänden, wassergefüllten Handschuhen oder Fellpolstern zusätzliche Weichlagerung zu erreichen sind ungeeignet. Weichlagerungssysteme, die den hohen Auflagedruck von exponierten, tiefer einsinkenden Körperregionen, aktiv auf andere Körperregionen mit geringerem Auflagedruck umverteilen sind die bessere Wahl. Um den Effekt der Weichlagerung nicht zu verringern, darf zwischen Patient und Unterlage nur ein dünnes Bettlaken liegen. Dies darf höchstens am Kopfende eingesteckt werden, ansonsten muss es locker auf der Matratze liegen. Jedes zusätzliche Stecklaken, und jede Inkontinenzunterlage und -hose heben die Wirkung der Weichlagerung vollständig auf.

Kontraindikationen

Durch das Einsinken in die Unterlage wird die Bewegungsfreiheit des Patienten eingeschränkt. Geschwächte Patienten verlieren dadurch unter Umständen die letzte Möglichkeit zur Spontanbewegung. Soll die Restmobilität eines Patienten zur Mobilisation genutzt werden, ist eine Weichlagerung kontraindiziert. Durch die Weichlagerung verliert der Patient sein Körpergefühl, er nimmt seine Körpergrenzen nicht mehr wahr (sensorische Deprivation) Desorientierung und Verwirrtheit können die Folge sein. Bei Patienten mit Apoplexie oder spastischer Lähmung ist eine Weichlagerung kontraindiziert. Hier sollte nach »Bobath« gelagert und mobilisiert werden.

Matratzen zur Weichlagerung

Auf dem Markt befindet sich eine Fülle der verschiedensten Systeme zur Weichlagerung. Einerseits halten nicht alle, was sie versprechen, andererseits darf man auch keine Wunder von ihnen erwarten. Bevor ein System gekauft und in der Pflege eingeführt werden soll, muss sich die Pflege ein paar Gedanken machen:

- Welche Maßnahmen zur Dekubitusprophylaxe umfasst unser Standard? Welches System ergänzt unsere Maßnahmen am besten?
- Wie gefährdet sind unsere Patienten/Bewohner? Genügen bei geringer Gefährdung einfachere Systeme oder sind häufig Patienten/Bewohner mit stärkerer Gefährdung zu pflegen, so dass ein aufwendigeres System beschafft werden muss?
- Muss nicht nur Prophylaxe betrieben werden, sondern müssen auch bereits vorhandene dekubital Ulzera behandelt werden? Dann stellt sich die Frage, soll ein System angeschafft werden, das für beide Anwendungen genutzt werden kann? (z. B. ein Wechseldrucksystem, das auch auf »nur« weichlagern umgestellt werden kann).

Ob das ausgewählte System tatsächlich für Ihre Zwecke geeignet ist, muss eine (längere) Testphase zeigen. Die Testphase muss nicht hochwissenschaftlichen Ansprüchen genügen, aber ein paar grundsätzliche Qualitätsstandards sollten doch eingehalten werden, z. B.:

- Wählen Sie zwei Patienten/Bewohner mit ähnlichen Voraussetzungen, z. B. Alter, Risikofaktoren und gleicher Dekubitusgefährdung (z. B. nach Braden Skala) aus. Das schriftliche Einverständnis ist notwendig.
- Planen Sie für beide Patienten die gleichen Maßnahmen zur Dekubitusprophylaxe.

- Lagern Sie einen Patienten/Bewohner in ein normales Pflegebett, den anderen auf das zu testende System.
- Führen Sie alle Maßnahmen konsequent über einen größeren Zeitraum (Wochen) durch. Evaluieren und dokumentieren Sie in dieser Zeit genau.
- Vergleichen Sie nach Ablauf der Testphase die Ergebnisse. Sie sollten nun erkennen können, ob sich die Anschaffung des Systems zur Dekubitusprophylaxe lohnt oder nicht.

Verschiedene Systeme zur Weichlagerung

- Schaumstoffmatratzen
  - Schaumstoffmatratzen und -auflagen reduzieren den Auflagedruck so weit, dass sie als Antidekubitusmatratze bei leicht- bis mittelgradig gefährdeten Patienten eingesetzt werden können.
  - Viskoelastischer Schaumstoff lässt den Körper einsinken und passt sich in jeder Lage der Körperform an. Dort wo der Auflagedruck am größten ist, sinkt der Patient am tiefsten ein, der Druck wird von dort auf Bezirke mit geringerem Auflagedruck umverteilt. Zusätzlich erfährt der Patient einen gewissen Halt.
  - Um das Sitzen auf der Bettkante zu erleichtern sind einige Matratzen im Seitenbereich verstärkt.
  - Moderne Schaumstoffe sind wasserdicht, wasserdampfdurchlässig und thermostabil, d.h. Feuchtigkeit kann nicht in die Matratze eindringen, durch Schwitzen kann keine feucht warme Kammer entstehen, die Funktion der Matratze wird auch durch höhere Temperaturen (z.B. Fieber) nicht eingeschränkt.
  - Schaumstoffmatratzen sind für unterschiedliche Gewichtsklassen erhältlich, z.B. für normgewichtige, übergewichtige und sehr adipöse Patienten.
  - Eine Variante ist die Kombination aus ein bis zwei Schichten viskoselastischem Schaumstoff als Liegefläche und mehrerer Schichten bestehend aus jeweils bis zu 1600 Schaumstoffwürfeln (Kantenlänge 5 cm). Die Würfel sind in einem Gitternetz eingehängt. Einzelne oder mehrere Würfel können an neural-

gischen Stellen, z. B. Fersen, Steißbein, entfernt werden, um die Druckentlastung individuell zu gestalten.

- Eine andere Variante ist die Kombination aus Schaumstoff und Luftzellen. Durch den Luftaustausch zwischen den Zellen beim Einsinken des Körpers soll die Druckverteilung optimiert werden.

- Niederdruck Luftmatratzen, motorbetrieben
  - Niederdruck Matratzen und -auflagen reduzieren den Auflagedruck so weit, dass sie als Antidekubitusmatratze bei stark und hochgradig Dekubitus gefährdeten Patienten eingesetzt werden können.
  - Sie bestehen meist aus mehreren Kammern, die nach Bedarf über eine elektrisch betriebene Pumpe mit Luft gefüllt werden
  - Moderne Matratzen regeln den Luftdruck automatisch und passen ihn in Sekunden an geänderten Verhältnissen (z. B. Lagewechsel) an. Vollautomatische Systeme ermitteln auch das Gewicht des Patienten und regeln die notwendigen Drücke dementsprechend.
  - Zum besseren Handling z. B. bei der Körperpflege können die Luftkammern auf Knopfdruck maximal gefüllt werden. Es entsteht eine feste Unterlage. Diese Funktion, hin und wieder für wenige Minuten aktiviert, ist auch geeignet, dem Verlust der Körperwahrnehmung vorzubeugen.
  - Einige Systeme verfügen über Mikroperforationen im oberen Bereich der Luftkammern, so entsteht ein nicht wahrnehmbarer Luftstrom, der zusätzlich für ein hautfreundliches Mikroklima sorgt.

- Niederdruckmatratzen ohne Motor
  - Sie bestehen meist aus mehreren Kammern, die miteinander verbunden sind, um so den (niedrigen) Druck bei Lagewechsel oder Gewichtsverlagerungen anzupassen. Je nach Patientengewicht und der gewünschten Einsinktiefe wird die Matratze mehr oder weniger aufgepumpt.
  - Moderne Luftkammermatratzen bestehen aus mehreren Hundert luftgefüllten Noppen, die jeweils an der Basis durch einen Luftkanal verbunden sind, so kann durch Verteilung der Luft der aufliegende Körper in jeder Position optimal weichgelagert werden.

- Ultradichte Schaffelle
  - Schaffelle, ultradicht aus Schurwolle gewebt, scheinen den Auflagedruck so weit zu reduzieren, dass sie als Antidekubitusauflage bei geringgradig gefährdeten Patienten eingesetzt werden können.
  - Die so gewebten Schaffelle sind atmungsaktiv und leiten Feuchtigkeit und Wärme gut ab.
  - Die Fellstruktur ist besonders geeignet, Scherkräfte zu reduzieren.
  - Da bei den gewebten Schaffellen die Lederhaut durch ein Gewebe ersetzt ist, sind sie bis 95° C maschinenwaschbar und für den Trockner geeignet.
- Gelauflagen
  - Gelauflagen werden in verschiedenen Größen, auch als Auflage für das ganze Bett angeboten. Um eine echte Gewichtsentlastung zu erreichen, muss der Körper entsprechend tief einsinken, deshalb ist eine Geldicke von mindestens 3–4 cm notwendig.
  - Zur Verminderung von Scherkräften sind Gelauflagen meist mit einer Neoprenumhüllung und einem fest verschweißten Nylonüberzug versehen.
  - Gelauflagen sind durchlässig für Röntgenstrahlen und leicht zu reinigen, bei Bedarf können sie auch im Autoklav sterilisiert werden.

Sitzkissen zur Weichlagerung

Zur Gewichtsentlastung durch Weichlagerung für Rollstuhlfahrer und für sitzfähige Patienten sind Sitzkissen geeignet. Diese Sitzkissen werden sowohl als Gelkissen, Ultradichte Schaffellauflage, Niederdruck-Luftkissen mit und ohne Motor und Schaumstoffkissen angeboten. Die Eigenschaften der Sitzkissen entsprechen denen der oben beschriebenen Matratzensystemen.

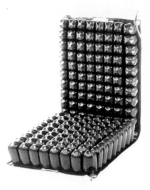

Abb. 2.8: Sitzkissen zur Weichlagerung (ROHO® RECLINER, Etac)

- Zusätzliche Sicherheit vermitteln Sitzkissen, die die Körperhaltung des Patienten unterstützen oder durch Verstärkung der vorderen Kante das Vorrutschen verhindern
- Einige Sitzkissen können den Druck, z. B. auf Steißbein oder Sitzknorren, zusätzlich reduzieren, entweder durch Herausnehmen von Schaumstoffelementen oder durch partielle Reduzierung des Luftdrucks bei den entsprechenden Matratzen. Ähnliche Effekte bieten ring- oder halbringförmige Sitzkissen
- Besonders für Patienten, denen das freie Sitzen schwerfällt, ist ein weichlagerndes Rückenkissen von Vorteil z. B. zur Druckentlastung an Schulterblättern, Rippen und Wirbelsäule. Die Anbieter von Sitzkissen bieten in der Regel auch entsprechende Rückenkissen an.

Freilagerung durch Wechseldrucksysteme

Durch Freilagerung kann der Auflagedruck für bestimme Dekubitus gefährdete Körperregionen auf »0« reduziert werden. Die Freilagerung ist also für hochgradig gefährdete Patienten geeignet. Mithilfe von Wechseldruckmatratzen wird versucht, alle Körperregionen in regelmäßigen Intervallen vom Auflagedruck zu entlasten. Die Matratzen bestehen in der Regel aus einem Mehrkammersystem, das mittels Elektromotoren wechselweise teilweise entlüftet und wieder aufgepumpt wird. Es befinden sich abwechselnd aufgepumpte und teilentlüftete Kammern nebeneinander. Nach einem variierbaren Zeitintervall wechselt die Luftfüllung der Kammern. So werden alle Körperregionen abwechselnd innerhalb eines Zeitintervalls einmal belastet und dann wieder entlastet. Um die Pflege des Patienten, insbesondere das Lagern zu vereinfachen lassen sich die Kammern auf maximale Luftfüllung schalten. Sie bieten dann eine feste Unterlage. Diese Funktion von Zeit zu Zeit kontrolliert angewandt kann auch genutzt werden, um die Gefahr der sensorischen Deprivation zu mindern. Im Notfall, z. B. zur Herzdruckmassage lässt sich die Luft auf Knopfdruck innerhalb von Sekunden aus den Kammern entfernen.

Nachteile:

- Die Pump- und Motorgeräusche werden von manchen Patienten als störend empfunden.
- Bei manchen Systemen übertragen sich Vibrationen durch den Motor und/oder durch das Einströmen der Luft auf den Patienten.
- Systeme, die wellenförmig vom Kopfende zum Fußende oder umgekehrt be- und entlüftet werden, können die Lage des Patienten verändern.

Verschiedene Hersteller bieten modifizierte Wechseldrucksysteme an, z. B.:

- Um die Höhe der Matratze zu verringern, wird das Volumen der Luftkammern verkleinert und, um den gleichen Effekt zu erzielen, zum Teil mit »Superweichem Schaumstoff« gefüllt.
- Manche Systeme haben im Bereich der Auflagefläche kleine Poren, durch die ständig Luft entweicht. Das dadurch erzeugte Mikroklima soll die Haut des Patienten trocken halten.
- Zur angenehmeren Lagerung sind einige Systeme im Kopfbereich statisch, d. h. die Luftkammern im Auflagebereich des Kopfes sind stets gleichbleibend belüftet.
- Für verschiedene Gewichtsklassen bis hin zur Adipositas werden Systeme mit unterschiedlicher Tragfähigkeit angeboten.

- Zur Vereinfachung der Pflege werden verschiedene Funktionen angeboten, z. B.
  - Auf Knopfdruck einstellbare Pflegefunktion – durch Aufpumpen der Luftkammern und Unterbrechung des Wechseldrucks wird eine feste Unterlage gebildet, auf der der Patient gut gedreht werden kann
  - Nach Beendigung der Pflegefunktion kehrt das System automatisch in den zuvor eingestellten Modus zurück
  - Auf Knopfdruck einstellbare Sitzfunktion
  - Automatische Druckanpassung an das Gewicht des Patienten

Scherkräfte vermeiden

Wenn es zu Verschiebungen zwischen der Haut und der Subkutis und/oder zwischen den einzelnen darunter liegenden Gewebeschichten kommt spricht man von Scherkräften. Dies geschieht z. B. wenn der im Bett sitzende Patient langsam am schräggestellten Rückenteil herunterrutscht. Der Körper zieht die unteren Gewebeschichten mit, die Haut und evtl. auch die oberen Gewebeschichten folgen nur verzögert nach. Es kommt akut zu Gewebe- und Gefäßschädigungen zwischen Haut und den darunter liegenden Gewebeschichten und/oder zwischen oberflächlichen und tieferen Gewebeschichten. Einer Dekubitusentstehung wird dadurch der Weg gebahnt. Das gleiche Phänomen tritt aber auch auf, wenn der Patient bei einem Transfer, z. B. vom Bett in den Rollstuhl, über die Unterlage gezogen wird. Scherkräfte schädigen Haut und Gewebe umso mehr, je trockener und unelastischer die Haut ist. Deshalb sind kachektische, dehydrierte und sehr alte Menschen besonders gefährdet.

Maßnahmen zur Vermeidung von Scherkräften:

- Beim Sitzen des Patienten im Bett darauf achten, dass er nicht in Richtung Fußende rutschen kann:
  - Kopfteil des Bettes möglichst senkrecht aufstellen
  - Patienten mit dem Gesäß direkt an das aufgestellte Kopfteil heranrücken

- Kniewinkel des Bettes aufstellen, alternativ ein Kissen unter die gebeugten Knie legen (erhöhte Dekubitusgefahr an den Fersen)
- Evtl. zusätzlich links und rechts vor die Sitzknorren ein flaches Polster (zusammengelegtes Frotteehandtuch) unter das Gesäß legen

- Patientenbewegungen unter Berücksichtigung der kinästhetischen Ziele gestalten:
  - Die Ressourcen des Patienten aufdecken, mit dem Patienten abstimmen und bei Lagerungen und Transfers einsetzen
  - Bewegungen initiieren und je nach Möglichkeit des Patienten von ihm selbständig durchführen lassen, ihn so schrittweise zum Ziel führen oder die notwendige Bewegung gleichzeitig und gemeinsam mit dem Patienten ausführen
  - Bei Bewegungen die anatomischen Gegebenheiten nutzen und die Bewegungsphysiologie so gut es geht beachten um für Patient und Pflegeperson unnötige Kraftanstrengungen zu vermeiden

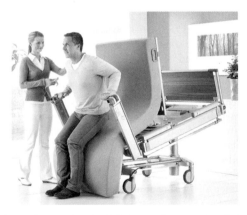

Abb. 2.9: Patientenbewegung (Mobilisierungsbett Vertica clinic, Joh. Stiegelmeyer GmbH & Co. KG, Herford)

- Geeignete Hilfsmittel einsetzen:
  Um Scherkräfte zu vermeiden können auch spezielle Hilfsmittel eingesetzt werden, beim Lagern des Patienten im Bett oder beim

Transfer, z. B. von Bett zu Bett oder vom Bett zum Rollstuhl. Infrage kommen z. B.:

- *Gleitmatten und -laken*, sie bestehen aus einem Endlosschlauch, dessen Innenflächen sehr gleitfähig sind. So lassen sie sich gegeneinander verschieben, selbst wenn ein sehr schwerer Patient darauf liegt. Auf modernen Gleitmatten kann der Patient sowohl nach links und rechts als auch nach oben und unten verschoben werden. Das Bewegen und Drehen auf Gleitmatte und -laken ist scherkräftearm. Bei Bedarf lässt sich die Gleitfunktion ausschalten. Gleitmatten und -laken werden auch für Rollstuhlfahrer angeboten. Sie sind so konstruiert, dass der Patient leicht nach hinten gezogen werden kann, das Vorrutschen aber verhindert wird. So werden Scherkräfte vermieden. Für dekubitusgefährdete Patienten eignen sich die Systeme nicht, da sie dauernd im Rollstuhl bleiben müssen um ihre Funktion zu erfüllen. Bei dekubitusgefährdeten Patienten müssen Gleitmatte und -laken aus dem Bett entfernt werden.
- *Einweg-Gleitfolien,* bestehen aus einem gleitfähigen Folienschlauch. Zur Anwendung wird ein passendes Stück mit einem Folienmesser vom Abroller abgeschnitten. Auf der Folie liegend kann der Patient mühelos und scherkräftearm im Bett bewegt und gelagert werden. Nach Gebrauch wird die Gleitfolie über den Kunststoffmüll entsorgt.
- *Rollboards*, sind zum scherkräftearmen Transfer des liegenden Patienten z. B. von Bett zu Bett oder von Bett zur Liege geeignet. Das Rollboard besteht aus einem festen aber flexiblen Kern, dem Board, das in einem schlauchförmigen Überzug steckt. Beim Transfer dreht sich der Überzug um das Board.
- *Rutschbretter,* haben eine glatte Oberfläche und eignen sich zum scherkräftearmen Umsetzten des sitzfähigen Patienten z. B. vom Bett in den Rollstuhl oder vom Bett auf die Toilette.

Verordnungsfähigkeit von Hilfsmitteln

Die Hilfsmittelverordnung (vgl. www.kbv.de) durch die gesetzliche Krankenversicherung wird im SGB-V im § 33 grundsätzlich geregelt. Der Gemeinsame Bundesausschuss erlässt nach Maßgabe durch das

SGB-V die »Richtlinie des Gemeinsamen Bundesausschusses über die Versorgung von Hilfsmitteln in der vertragsärztlichen Versorgung«. In dieser Richtlinie sind die Modalitäten zur Verordnung von Hilfsmitteln durch den Arzt beschrieben. Der Spitzenverband Bund der Krankenkassen erstellt das Hilfsmittelverzeichnis. Darin sind alle von der Leistungspflicht der Krankenkassen umfassten Hilfsmittel aufgeführt. Die Hilfsmittelverordnung über den Vertragsarzt ist durch die oben genannten Gesetze und Richtlinien geregelt. Grundsätzlich können Hilfsmittel zur Dekubitusprophylaxe verordnet werden, wenn:

- durch sie der Erfolg einer Krankenbehandlung gesichert werden kann
- durch sie eine drohende Behinderung vermieden werden kann

In jedem Einzelfall wird der Versorgungsanspruch des Versicherten durch die Krankenkasse überprüft.

Stationäre Einrichtungen haben die Pflicht, Hilfsmittel vorzuhalten, die für die übliche Pflege betriebsnotwendig sind.

Bewegungsplan

Der Expertenstandard Dekubitusprophylaxe in der Pflege – 1. Aktualisierung 2010 verlangt unter E2: »Ein individueller Bewegungsplan liegt vor«. Die Erstellung eines Bewegungsplans für jeden einzelnen dekubitusgefährdeten Patienten wird also zur Pflicht erhoben. Der Bewegungsplan enthält die Inhalte des alten Lagerungsplans, ersetzt diesen also und beinhaltet darüber hinaus geplante Maßnahmen zur regelmäßigen Bewegung des Patienten/Bewohners unter Berücksichtigung und Förderung seiner noch vorhandenen Eigenbewegung. Außerdem Maßnahmen, die einen scherkräftearmen Transfer sicherstellen. Im Bewegungsplan müssen sich also Maßnahmen aus folgenden Kapiteln dieses Buches wiederfinden:

Planungsbögen sind passend zu allen Pflegeplanungs- und Dokumentationssystemen zu erhalten. Dennoch sollten die verantwortlichen Pflegepersonen darauf achten, dass der vorliegende Bogen individualisiert geführt werden kann, also der besonderen Situation des speziellen Patienten/Bewohners und seiner Bedürfnisse gerecht wird. Sollte das nicht zufriedenstellend möglich sein, können die Planungsbögen in Absprache mit dem Hersteller an die Bedürfnisse der Pflege angepasst werden. Der Bewegungsplan ist Bestandteil der Pflegeplanung und ist somit wie diese ein zur Krankenakte gehörendes Dokument. Der Lagerungsplan muss deshalb wie ein Dokument geführt werden.

3   Dekubitusentstehung

Ein Dekubitus wird als Schädigung der Haut durch anhaltende lokale Druckeinwirkung und/oder durch die Einwirkung von Scherkräften definiert.

3.1   Entstehungsmechanismen

Die maßgeblichen, ursächlichen Faktoren für die Entstehung eines Dekubitus sind Druck und/oder Scherkräfte, die die physiologische Toleranz der Haut und des darunterliegenden Gewebes sowie Strukturen, wie Knochen, Sehnen, usw., überschreiten. Weitere Faktoren, die eine Rolle spielen sind: Zeit und Auflagefläche. Druck, der sich auf eine große Fläche verteilt, kann über längere Zeit ohne Folgen bleiben. Dagegen kann Druck, der punktuell auf eine kleine Fläche einwirkt schon nach kurzer Zeit Schädigungen verursachen. Die Auswirkung von Druck (also die dadurch entstehende Kompression) und die Wirkung von Scherkräften (also die entstehende Scherung) wirken immer gleichzeitig auf das Gewebe ein. Mehrere Theorien über die schädigende Wirkung von Druck und Scherkräften auf das Gewebe und deren Folgen wurden bisher diskutiert. Diese sind:

Durchblutungsstörung (Ischämie): Durch die Kompression, ausgelöst durch den vorhandenen Druck, werden vor allem die Kapillargefäße zusammengedrückt. Dadurch entsteht ein länger andauerndes Defizit der kapillaren Durchblutung. Dies wiederum ist Auslöser für einen Nährstoffmangel, einer Sauerstoffunterversorgung (Hypoxie) und einer Anreicherung von Stoffwechselprodukten im Gewebe, sodass es zu einem Untergang von Zellen kommt.

Störungen des Lymphabflusses: Durch Kompression der Kapillaren mit der Folge der Ischämie und Hypoxie, wird auch das Lymphsystem in Mitleidenschaft gezogen. Da physiologisch anfallende Stoffwechselprodukte auch über das Lymphsystem abtransportiert werden, führt eine Schädigung der Lymphgefäße zu einer Anhäufung von Stoffwechselprodukten im Gewebe, was wiederum eine Gewebszerstörung zur Folge hat.

Störungen der Reperfusion: Aufgrund der Durchblutungsstörung reduzieren Zellen ihre Stoffwechselaktivität. Kommt es, z. B. durch Druckentlastung, zu einer Wiederherstellung der Durchblutung, werden freie Radikale freigesetzt, die eine Entzündungsreaktion im Gewebe verursachen und die bereits vorgeschädigten Zellen weiter zerstören.

Mechanische Zelldeformation: Die Einwirkung von Druck und/oder Scherkräften führt zu einer Verformung der Zelle. Ist die mechanisch einwirkende Kraft auf das Zellskelett und die Zellmembran zu groß, wird die Zelle durch diese Deformation zerstört.

Gewebsnekrosen: Durch den Zelluntergang, der aufgrund einer anhaltenden Ischämie und durch Zellzerstörung aufgrund von Zelldeformation ausgelöst wird, bilden sich kleinere nekrotische Bereiche im Gewebe. Dies führt zu einer Veränderung der mechanischen Gewebeeigenschaften. Dadurch wiederum werden die unmittelbar umliegenden Zellen bei weiterer Belastung geschädigt, da eine Art »Domino-Effekt« entsteht.

Trauma und Thrombose: Durch die Scherwirkung bei vorhandener Kompression kommt es zu Zerreißungen des Gewebes, einschließlich der Ruptur von Blut- und Lymphgefäßen. Dadurch setzt die Blutgerinnung ein und es kommt zur Bildung von lokalen Thrombosen sowie zur anschließenden Nekrose des gesamten geschädigten Gebietes.

3.1.1   Entstehungsmodelle

Bei der Entstehung eines Dekubitua geht man von drei Theorien aus, die als Modelle beschrieben werden:

1. Innen-nach-außen-Modell
2. Außen-nach-innen-Modell
3. Mitte-Modell

Innen-nach-außen-Modell

Bei diesem Entstehungsmechanismus entwickelt sich der Gewebeschaden unmittelbar in der Nähe von prominenten Knochenvorsprüngen. Der Dekubitus entsteht in der Muskulatur und schließlich werden zunehmend darüber liegende Schichten mit einbezogen. Somit entwickelt sich der Dekubitus in tieferen Gewebeschichten. Ist der Gewebeschaden im Inneren sehr klein, kann die Nekrose vom Körper resorbiert werden, wenn eine gute Durchblutung vorhanden ist und keine weiteren mechanischen Belastungen das Gewebe beanspruchen. Sollte dies der Fall sein, wird das geschädigte Areal durch Bindegewebe ersetzt. Es findet also eine Narbenbildung statt, ohne dass nach außen hin eine Wunde entsteht. Ist die Gewebeschädigung, also die entstandene Nekrose, größer als das vom Körper mögliche resorbierbare Volumen und wird das Gewebe zusätzlich weiteren mechanischen Belastungen ausgesetzt oder bestehen weitere dekubitusbegünstigende Faktoren, wird die Nekrose größer. Es kommt zu einer Ausbreitung in die Hautschichten, Unterminierungen entstehen und schließlich eine Ausbildung eines tiefen, sichtbaren Gewebeschadens. Dies sieht man in der Praxis häufig, wenn sich bereits Verfärbungen und nachfolgend Nekrosen an einer disponierten Stelle zeigen. Entfernt man diese Nekrosen, zeigt sich darunter zumeist eine tiefe Wundhöhle.

Außen-nach-innen-Modell

Hier entstehen die Dekubitus in den oberen Hautschichten. Je nach Dauer und Stärke der Druckeinwirkung, können fortschreitend weitere Gewebe geschädigt werden. Zusätzlich wird die Epidermis durch übermäßige Feuchtigkeit (z. B. bei Urin- und/oder Stuhlinkontinenz, starkes Schwitzen) und Reibung (z. B. durch unsachgemäß durchgeführten Transfer) geschädigt. Dadurch kommt es zur Mazeration und zum Abrieb der Epidermis, was wiederum zu oberflächlichen Wunden führt.

Mitte-Modell

Hier kommt es zu einer Zellschädigung, die irgendwo zwischen und in der Haut sowie tieferen Gewebeschichten beginnt und sich am Knochen begrenzt.

3.2 Internationale Definition NPUAP/ EPUAP 2009

»Ein Dekubitus ist eine lokal begrenzte Schädigung der Haut und/ oder des darunter liegenden Gewebes, in der Regel über knöchernen Vorsprüngen infolge von Druck oder von Druck in Kombination mit Scherkräften. Es gibt eine Reihe von Faktoren, welche tatsächlich oder mutmaßlich mit Dekubitus assoziiert sind; deren Bedeutung ist aber noch zu klären.«

3.3 Stadieneinteilung des Dekubitus (modifiziert nach Shea, 1975)

Stadium I

Scharf begrenzte Hautrötung bei intakter Haut, die sich nicht wegdrücken lässt. Bei konsequenter Druckentlastung verblasst die Rötung nach einigen Stunden bis Tagen, je nach Ausprägung der vorangegangenen Minderdurchblutung.

Stadium II

Teilverlust der Epidermis bis hin zur Dermis. Es handelt sich hierbei um oberflächliche Hautdefekte, die sich als Abrasion, Blase oder flaches Ulkus zeigen.

Stadium III

Schädigung aller Hautschichten (Epidermis, Dermis, Subkutis), die bis auf die Faszie reichen kann. Sie zeigt sich als tiefes, offenes Ulkus mit oder ohne Unterminierung des Gewebes.

Stadium IV

Hautverlust über die gesamte Hautdicke mit ausgedehnten Gewebsnekrosen und Schädigung von Muskeln, Sehnen und Knochen. Unterminierungen in Form von Wundtaschen und Fisteln sind dabei häufig.

3.4 Stadieneinteilung nach Seiler (1979)

Hier wird das Aussehen der entstandenen Wunde beschrieben, wobei keine Orientierung an der Tiefe der Wunde stattfindet.

Stadium A

Wunde sauber, Granulationsgewebe vorhanden, keine Nekrosen

Stadium B

Wunde schmierig belegt, Restnekrosen, keine Infiltration des umliegenden Gewebes

Stadium C

Wunde wie Stadium B mit Infiltration des umliegenden Gewebes und/oder Allgemeininfektion (Sepsis)

3.5 Klassifizierung nach EPUAP/NPUAP (2009)

EPUAP/NPUAP = European Pressure Ulcer Advisory Panel/National Pressure Ulcer Advisory Panel

Kategorie/Stufe/Grad I: Nicht wegdrückbares, umschriebenes Erythem der intakten Haut; Verfärbung, Überwärmung, Induration oder Verhärtung der Haut können als Indikatoren gelten, insbesondere bei Menschen mit dunkler Haut.

Kategorie/Stufe/Grad II: Beeinträchtigung der Epidermis und/oder Dermis. Der Dekubitus ist oberflächlich und stellt klinisch eine Blase (intakt, serumgefüllt oder offen/rupturiert), eine Abschürfung oder ein flaches Geschwür ohne nekrotisches Gewebe oder Bluterguss dar.

Kategorie/Stufe/Grad III: Zerstörung aller Hautschichten. Schaden und mitunter auch Nekrosenbildung des Unterhautfettgewebes. Das Geschwür erstreckt sich bis zur darunter liegenden Faszie, durchdringt sie aber nicht, sodass Knochen oder Sehnen nicht sichtbar oder tastbar sind. Klinisch stellt das Geschwür einen tiefen Krater mit (oder auch ohne) Unterminierung des angrenzenden Gewebes dar. Dekubitus der Kategorie/Stufe/Grad III können sich je nach anatomischer Lokalisation (z. B. Nasenrücken, Ohr, Hinterkopf) auch sehr oberflächlich darstellen, da hier kein subkutanes Gewebe vorhanden ist.

Kategorie/Stufe/Grad IV: Ausgedehnte Zerstörung, totaler Gewebsverlust, Gewebenekrose und Schaden an Muskel, Knochen und anderen unterstützenden Strukturen (Sehnen, Gelenkkapseln). Das Geschwür stellt klinisch einen tiefen Krater mit sichtbaren Knochen, Sehnen oder Gelenkkapseln dar. Unterminierungen und Wundtaschenbildungen kommen in diesem Stadium oft vor. Dekubitus an anatomischen Stellen ohne Subkutangewebe (z. B. Nasenrücken, Ohr, Hinterkopf, Knochenvorsprung am Fußknöchel), können dort auch sehr oberflächlich sein.

Die Dekubituskategorien/Klassifizierungen sollten nicht zur Beschreibung von Heilungsfortschritten des Dekubitus verwendet werden. Ein Dekubitus Kategorie IV bildet sich nicht in einen Dekubitus einer niedrigeren Kategorie zurück. Um den Heilungsverlauf von Dekubitus zu dokumentieren, sollen objektive Parameter verwendet werden wie größte Länge, Breite und Tiefe, sowie Menge des nekrotischen Gewebes oder des Exsudats, Vorhandensein und Struktur von Granulationsgewebe, usw.

Die Stadieneinteilung ist nur dazu geeignet, die *maximale Gewebsschädigung* zu beschreiben. Ein Dekubitus Kategorie 4 EPUAP bildet sich nicht in einen Dekubitus Kategorie 3 EPUAP, Kategorie 2 EPUAP oder Kategorie1 EPUAP zurück. Eine Umkehrung der Gradeinteilung sollte *niemals* zur Beschreibung der Heilung eines Dekubitus verwendet werden.

3.6 Zusätzliche Dekubituskategorien nach NPUAP

Das NPUAP (National Pressure Ulcer Advisory Panel) in den USA definiert zwei zusätzliche Dekubituskategorien, da die Einschätzung der Tiefe eines nicht eröffneten Dekubitus schwierig ist.

- *Uneinstufbar/nicht klassifizierbar: Vollständiger Haut- oder Gewebeverlust – unbekannte Tiefe:*
Vollständiger Haut- oder Gewebeverlust, bei der die tatsächliche
Tiefe der Wunde von Belag (gelb, dunkelgelb/hautfarben, grau,
grün oder braun) und Wundkruste/Schorf (hautfarben, braun
oder schwarz) im Wundbett verdeckt ist. Ohne ausreichend Belag
oder Wundkruste/Schorf zu entfernen, um an den Wundgrund zu
gelangen, kann die wirkliche Tiefe der Wunde nicht festgestellt
werden, aber es handelt sich entweder um einen Dekubitus
Kategorie III oder Kategorie IV. Stabiler Wundschorf/Nekrosen
(trocken, festsitzend, intakt ohne Erythem und Fluktuation/
Flüssigkeit) an den Fersen, dient als »natürlicher biologischer
Schutz« und sollte nicht entfernt werden.
- *Vermutete tiefe Gewebeschädigung – unbekannte Tiefe:*
Violetter oder rötlichbrauner, umschriebener Bereich verfärbter,
intakter Haut oder blutgefüllter Blase aufgrund einer Schädigung
des darunterliegenden Weichgewebes durch Druck und/oder
Scherkräfte. Dem Effekte vorausgehen kann eine Schmerzhaftig-
keit des Gewebes, das von derber, breiiger oder matschiger
Konsistenz sein kann und wärmer oder kälter als das angrenzende
Gewebe ist. Vermutete tiefe Gewebeschädigungen sind bei dun-
kelhäutigen Menschen schwer zu erkennen. Es kann zu einer
dünnen Blase über einem schwarzen Wundbett kommen. Die
Wunde kann sich weiter entwickeln und mit Wundschorf bedeckt
sein. Es kann zu einem rasanten Verlauf unter Freilegung weiterer
Gewebeschichten auch unter optimaler Behandlung kommen.

3.7 Begünstigende Faktoren für die Dekubitusentstehung

- *Immobilität* ist unterteilt in:
  - *Vollständige Immobilität*: keine Spontanbewegung, z. B. durch
    Bewusstlosigkeit, Koma, Narkose, vollständige Lähmung. Das
    Alter des Patienten spielt dabei keine Rolle.

- *Relative Immobilität*: Spontanbewegungen sind mehr oder weniger eingeschränkt, z. B. durch Sedierung, bei Frakturen, starken Schmerzzuständen, neurologische Erkrankungen besonders mit Sensibilitätsstörungen bzw. -verlusten.
- *Mangeldurchblutung* der Haut, z. B. durch Schock, Hypotonie, Dehydration, Herzinsuffizienz, Arteriosklerose
- *reduzierter Allgemeinzustand*, z. B. durch schwere und/oder chronische Erkrankungen, maligne Prozesse, Malnutrition, Exsikkose, usw.
- *Stoffwechselstörungen*
- *Durchblutungsstörungen*
- *allgemeine Faktoren* wie Flüssigkeitsmangel, Infektionen (besonders mit Fieber), vorgeschädigte bzw. erkrankte Haut
- *Inkontinenz* (sowohl Urin- als auch Stuhlinkontinenz)
- *physiologische Hautalterung* mit Schwund von Zell- und Faserelementen und damit verbundenem Dünnerwerden der Haut sowie Elastizitätsverlust des Bindegewebes
- *Operationen* mit langer Liegezeit, extremen Scherkräften (z. B. durch Extension), Unterkühlung des Patienten, lange Gefäßabklemmzeiten oder zu lange Blutleerezeiten, falsche Anwendung von Desinfektionsmitteln
- *Anlage* von Sonden und Kathetern und deren *Fixierung*

Die Behandlung eines Dekubitus erweist sich, besonders im Sakralbereich, oft als schwierig. Durch die relative Nähe zum Analbereich kommt es hier häufig zu Infektionen bzw. Re-Infektionen durch Darmkeime. Ein adäquates Infektionsmanagement ist deshalb unerlässlich.

Ohne konsequente Druckentlastung kommt es zu keiner Abheilung des Dekubitus!

4 Wundbeurteilung und Dokumentation

Wichtig ist es, nach einer sorgfältigen Wundbeurteilung (durch Inaugenscheinnahme der Wunde!) eine ebenso sorgfältige Wunddokumentation durchzuführen. Hierbei sollte die Dokumentation nicht nur als notwendiges Übel, sondern vielmehr als Hilfsinstrument gesehen werden. Anhand einer guten Dokumentation lässt sich der Heilungsverlauf durch die festgehaltenen Parameter feststellen und auch nachvollziehen. Zudem wird die Wundbehandlung des Patienten überschaubar und es erleichtert die Weitergabe von wundrelevanten Informationen. Kriterien für die Dokumentation sind:

- Die Dokumentation muss zeitnah erfolgen.
- Sie muss konkret, nachvollziehbar und objektiv sein.
- Die Dokumentation muss durch Handzeichen eindeutig zuzuordnen sein (Führen einer Handzeichenliste, mit der sich die unterzeichnende Person jederzeit ermitteln lässt).
- Die Aufbewahrungszeit für die Wunddokumentation beträgt 30 Jahre.

Die Wunddokumentation besteht sinnvoller Weise aus zwei Teilen, einer schriftlichen und einer fotografischen Dokumentation.

a) Schriftliche Dokumentation

- Die schriftliche Dokumentation erfolgt immer und ist rechtlich unabdingbar.
- Sie kann nicht durch Fotografien ersetzt, sondern nur ergänzt werden.

b) Fotografische Dokumentation

Die fotografische Dokumentation gilt als sinnvolle Ergänzung zur Visualisierung der schriftlichen Dokumentation. Folgendes sollte bei der Fotodokumentation beachtet werden:

- Der Betroffene oder sein gesetzlicher Vertreter müssen zustimmen. Beim gesetzlichen Vertreter muss eine Zustimmung unbedingt durch eine Unterschrift erfolgen.
- Es wird grundsätzlich nach einer durchgeführten Wundreinigung fotografiert, um den aktuellen Wundzustand zu dokumentieren.
- Das Foto muss mit Namen des Patienten und dem Erstellungsdatum beschriftet sein.
- Die Seite (z. B. rechtes oder linkes Bein) sollte auf dem Bild bzw. dem Wundzentimetermaß festgehalten werden.
- Verwendung von Hilfsmitteln zur Größenbestimmung, wie Maßband, Folien mit Rastern, Lineal.
- Es müssen gleiche Lichtverhältnisse herrschen, z. B. Verwendung von Blitzlicht.
- Der Patient wird immer in derselben Position/Lage gebracht, um die Wunde zu fotografieren.
- Abstand und Winkel sollten möglichst gleich sein.
- Die Aufnahmen werden bei den Dokumentationsunterlagen aufbewahrt oder als Datei in den Patientendaten gespeichert.

 Auch Fotografien müssen wie die schriftliche Wunddokumentation 30 Jahre lang aufbewahrt werden.

Wichtige zu dokumentierende Punkte sind:

- Name und Geburtsdatum des Patienten
- Datum der Erstbeurteilung der Wunde
- Wundart (Wunddiagnose)
- Lokalisation der Wunde (evtl. mit schematischer Darstellung zum Einzeichnen der betroffenen Stelle)
- Alter der Wunde

80

- Erstwunde oder Rezidiv (wenn Rezidiv, dann Erfragen der Rezidivhäufigkeit und der rezidivfreien Zeit)
- Zusätzliche Dispositionen des Patienten (z. B. Allgemeinzustand, Ernährungszustand, Durchblutung)
- Bisherige Behandlung
- Allergien, insbesondere auf Verbandstoffe
- Schweregrad der Wunde (Beim Dekubitus am besten unter Verwendung einer Kategorisierung. Wichtig ist hierbei mit aufzuführen, nach welcher Kategorisierung die Einteilung erfolgte.)
- Größe der Wunde (längste Länge, breiteste Breite, tiefste Tiefe) in cm
- Wundzustand (z. B. Nekrosen, Fibrin, Granulation, Eiter, Tumorgewebe)
- Wundtaschen/-höhlen, Fisteln, Unterminierungen (Ausrichtung nach der Uhr) *Wichtig*: Wundtaschen werden extra vermessen.
- Wundränder
- Wundumgebung
- Exsudation (Menge, Farbe und Aussehen)
- Wundgeruch: Ja/Nein
- Infektionszeichen
- Wundschmerz (in Ruhe und Belastung, Schmerzstärke, Schmerzqualität, was lindert die Schmerzen, was verstärkt sie usw.)
- Fotodokumentation
- Aktuelles Behandlungsschema
- Handzeichen als Bestätigung der Durchführung

Je nach Bedarf kann die Wunddokumentation erweitert und ergänzt werden.

Dokumentation schützt! Das heißt, nur eine richtige Dokumentation ist als Absicherung für eine erfolgte Tätigkeit zu werten.

4.1   Wundassessment

Die Wunde sollte regelmäßig vermessen werden (laut Expertenstandard Pflege von Menschen mit chronischen Wunden durchschnittlich alle zehn Tage während des Verbandswechsels und nach der Wundreinigung). Dabei ist es wichtig, darauf zu achten, dass die Vermessung in derselben Position durchgeführt wird wie bei der ersten Vermessung (z. B. immer in Linksseitenlage, Bauchlage, usw.), da es aufgrund der Gewebeverschieblichkeit ansonsten zu starken Schwankungen bei den Messergebnissen kommen kann.

> Es ist sinnvoll in der jeweiligen Dokumentation die Position der Erstvermessung zu vermerken, insbesondere wenn unterschiedliche Personen die Wunde vermessen.

Die Vermessung verläuft nach Länge, Breite, Tiefe. Die Angaben erfolgen in 0,5 cm-Schritten. Bei der Bestimmung werden immer die längste Länge, die breiteste Breie und die tiefste Tiefe angegeben. Die Vermessung erfolgt nach den Körperachsen senkrecht bzw. horizontal. Die Vermessung der Wunde erfolgt *nicht* diagonal, da dies zu falschen Messergebnissen führt. Taschen und Unterminierungen werden extra vermessen und separat angegeben. Die Ausrichtung der Unterminierung, Tasche oder Fistel erfolgt nach der Uhrmethode im Uhrzeigersinn. Die Fotodokumentation erfolgt während des Wundassessment. Wird eine Klassifikation zur Beschreibung des Ausmaßes eines Dekubitus verwendet, sollte stets angegeben werden, nach welcher Klassifikation die Einschätzung erfolgt, z. B. Dekubitus Kategorie 4 EPUAP.

Neben der messbaren Größe, kann die Ausdehnung des Dekubitus unter Umständen größer sein, als auf den ersten Blick erkennbar. In diesem Fall können Verhärtungen (Indurationen), Verweichungen oder auch Verfärbungen auf einen weiterführenden Gewebeschaden hindeuten. *Verhärtungen* können z. B. auf Infektionen, Gewebeödeme und Abszessbildungen hindeuten. *Verweichungen* des Gewebes können z. B. durch Gewebeabbau durch die körpereigene

Autolyse entstehen oder durch Wundhöhlen, die bereits in der Tiefe entstanden sind, aber beispielsweise aufgrund einer noch geschlossenen, abdeckenden Nekrose nicht erkennbar sind. *Verfärbungen* entstehen z. B. durch die vorhandene Gewebeischämie, die sich als Gewebszyanose darstellen kann, ebenso wie ein bereits bestehender Gewebsuntergang. Umso wichtiger ist die genaue Inspektion des Dekubitusareals, augenscheinlich und palpatorisch, um das tatsächliche Ausmaß der Gewebeschädigung so gut wie möglich eingrenzen zu können. Eine exakte Beurteilung der tatsächlichen Gewebeschädigung ist nur mit Hilfe einer apparativen Diagnostik, wie z. B. CT, MRT möglich.

4.2   Wundbeschreibung

Die Wundbeschreibung erfolgt bei jedem Verbandswechsel (laut Expertenstandard Pflege von Menschen mit chronischen Wunden jedoch spätestens nach 7 Tagen). Hierbei wird die Wunde selbst beschrieben, z. B. die vorherrschende Gewebeart, Exsudation (Quantität und Qualität), Wundrand, Wundumgebung, Infektionszeichen (ob vorhanden oder nicht, und wenn ja, welche Infektionszeichen sind vorhanden), Wundschmerz, Wundgeruch (ja/nein), usw.

> Nicht bei jedem Verbandswechsel muss ein Wundassessment erfolgen, aber eine Wundbeschreibung.

4.3   Fingertest

Der Fingertest dient als Kriterium zur Unterscheidung, ob es sich bei einer sichtbaren Hautrötung um eine reaktive Rötung oder bereits um einen vorhandenen Gewebeschaden im Sinne eines Dekubitus Kategorie 1 EPUAP handelt, bei dem sich die Rötung nicht mehr wegdrücken lässt.

Fingertest nach Phillips (1997):

- *Negativ:*
  Rötung lässt sich wegdrücken, d. h. das Areal erscheint bei Druck weiß, da sich die Kapillaren entleeren. Es liegt kein Dekubitus vor, sondern ein allergisch oder entzündlich bedingtes Exanthem, bzw. eine reaktive Hautrötung.
- *Positiv:*
  Die Rötung ist nicht wegdrückbar, d. h. die Kapillaren entleeren sich nicht auf Druck mit dem Finger. Es liegt eine druckbedingte Hautschädigung im Sinne eines Dekubitus Kategorie 1 EPUAP vor.

4.4   Komplikationen

Grundsätzlich ist der Dekubitus selbst eine Komplikation eines multifaktoriellen Geschehens. Ist ein Dekubitus trotz aller prophylaktischen Maßnahmen entstanden, kann dieser selbst Auslöser für Komplikationen sein. Diese sind:

- Wundinfektion, Sepsis
- Abzessbildung, z. B. unter einer geschlossenen Nekrose
- Taschenbildung/Unterminierungen
- Osteomyelitis, Osteolyse, Knochennekrosen
- Weiterführende Gewebeschäden

5 Differentialdiagnose Dekubitus

5.1 Inkontinenzassoziierte Dermatitis (IAD)

Die Inkontinenzassoziierte Dermatitis (IAD) ist eine klinische Manifestation eines feuchtigkeitsassoziierten Hautschadens.

Unterscheidung zwischen Dekubitus und IAD

Tab. 5.1: Synthese des European Pressure Ulcer Advisory Panel (EPUAP) – Differenzierung zwischen Dekbitusklassifikation und IAD (2005)

	Dekubitus	IAD
Ursache	Druck und/oder Scherkräfte müssen vorliegen.	Feuchtigkeit muss vorliegen (z. B. glänzende nasse Haut aufgrund von Harninkontinenz oder Diarrhoe)
Lokalisation	Wunde über einem knöchernen Vorsprung ist möglicherweise ein Dekubitus.	IAD kann möglicherweise über einem knöchernen Vorsprung sein; Dekubitus und Scherkräfte sollten als Ursache ausgeschlossen werden und eine Feuchtigkeit muss vorliegen.

Tab. 5.1: Synthese des European Pressure Ulcer Advisory Panel (EPUAP) – Differenzierung zwischen Dekbitusklassifikation und IAD (2005) – Fortsetzung

	Dekubitus	IAD
Ausprägung	Ist die Läsion auf eine bestimmte Stelle begrenzt, ist es möglicherweise ein Dekubitus.	Diffuse, differente oberflächliche Hautveränderungen auf der Haut sind möglicherweise eine IAD
Tiefe	Teilweise oder komplett fehlende Hautschicht.	Oberflächliche, teilweise fehlende Hautschicht.
Nekrose	Eine schwarze Nekroseplatte über einem knöchernen Vorsprung ist ein Dekubitus Kategorie 3 oder 4. Ist die Muskelmasse unter der Nekrose nicht/oder begrenzt beteiligt, ist es ein Dekubitus Kategorie 4.	Keine Nekrosen.
Ränder	Ausgeprägte Ränder.	Diffuse oder ungleiche Ränder.
Farbe	Ist die Rötung nicht wegdrückbar, ist es möglicherweise ein Dekubitus Kategorie 1.	Wegdrückbar oder nicht wegdrückbares Erythem und rosafarbene oder weiße umliegende Hautstellen mit Mazeration.

Symptome IAD

- Entzündliche Reaktionen im Bereich des aufsaugenden Inkontinenzproduktes (z. B. »Windelhose«, anatomische Vorlage):
  - Gerötete, nasse, schuppige Erosionen
  - Häufig glänzende Oberfläche
  - Bläschen und Pusteln

- Juckreiz
- Schmerzende offene Hautstellen
- IAD mit Candida-Infektion:
  - Scharf abgegrenzte, feuchtglänzende Hautrötungen in der Gesäßfalte und im Genitalbereich
  - Schuppensaum an den Übergangszonen zur gesunden Haut
  - Streuung der stecknadelkopfgroße Knötchen oder Pusteln im Randbereich (Satellitenpapeln)
- IAD mit einer bakteriellen Infektion:
  - Nässende Hautrötungen
  - Pusteln und Blasen
  - Bei schwerem Verlauf: offene, blutende Hautstellen

5.2 Feuchtigkeitsbedingte Läsion

Feuchtigkeitsbedingte Läsionen (auch Feuchtigkeitsläsion oder Feuchtigkeitswunde) werden häufig fälschlicherweise als Dekubitus bezeichnet, obwohl es sich hierbei um Hautläsionen handelt, die nicht durch Druck oder Scherkräfte verursacht sind (vgl. puclas 2011). Feuchtigkeitswunden sind meist oberflächlicher, das heißt, es kommt zu einem teilweisen Hautverlust. Sollten sich feuchtigkeitsbedingte Läsionen infizieren, können sich Umfang und Tiefe vergrößern und bleiben nicht auf oberflächliche Hautschichten begrenzt. Für die Entstehung muss Feuchtigkeit vorhanden und mit der Haut in Kontakt sein. Wunden, die auf die Analrinne begrenzt sind und eine längliche Form haben, sind in der Regel feuchtigkeitsbedingte Läsionen und kein Dekubitus. Es lassen sich bei Feuchtigkeitsläsionen keine Nekrosen finden und sie haben oft unregelmäßige oder diffuse Wundränder (vgl. puclas 2011).

6 Prinzipien der lokalen Wundbehandlung

6.1 Physiologische Wundheilungsphasen

Die Abheilung einer Wunde verläuft in physiologischen Wundheilungsphasen. Diese sind auf S. 89 dargestellt.

Häufig werden Hämostase und Exsudationsphase, sowie Epithelisierungsphase und Regenerationsphase zu je einer Phase zusammengefasst.

Wie lang eine Wunde für ihre Abheilung braucht, hängt von verschiedenen Faktoren ab, die die physiologische Wundheilung beeinflussen. Besonders die Größe und Tiefe der Wunde entscheidet über die Heilungszeit. Insbesondere beim Dekubitus ist die Abheilungszeit abhängig vom entstandenen Gewebeschaden, möglichen Taschenbildungen und/oder Beteiligung anderer Strukturen, wie Knochen, Sehnen, Gelenke, Bänder. Faktoren, wie z. B. Alter, Grunderkrankung, Durchblutungssituation, Medikamente, Ernährungszustand, Hautzustand, Inkontinenz, usw. spielen als wundheilungsbeeinflussende Faktoren ebenfalls eine Rolle. Insbesondere im Alter wird die Wundheilung aufgrund der reduzierten Regenerationsfähigkeit des Körpers mit erniedrigter Zellteilungsrate langsamer vonstattengehen.

Hämostase	Exsudationsphase/Reinigungsphase	Granulationsphase/Proliferationsphase	Epithelisierungsphase	Regenerationsphase/Maturation
• Blutstillung • Unmittelbare Reaktion auf Verletzung • Zusammenziehen der Kapillaren • Vasokonstriktion (Zusammenziehen größerer Gefäße) • Erythrozyten und Thrombozyten bilden einen Thrombus	• Reinigung der Wunde durch vermehrte Exsudation • Ablaufende Entzündungsreaktion • Einwandern von Makrophagen und Granulozyten • Keimabwehr und Abbau von Zelltrümmern durch Phagozytose (Makrophagen und Granulozyten) • Gesteigerte Zellaktivität • Einwandern von Fibroblasten aus der Wundumgebung	• Vorherrschende Zellart sind die Fibroblasten (Einwanderung aus dem umliegenden Gewebe und Vermehrung in der Wunde) • Aufbau von gefäß-, zell- und kollagenreichem rötlich glänzendem Granulationsgewebe = Defektauffüllung • Neoangiogenese (Neubildung von Gefäßen) • Wundkontraktion • Nachlassende Exsudation • Beginnende Epithelisierung vom Wundrand aus (Überhäutung der Wunde)	• Weiter nachlassende Exsudation; schließlich Abtrocknung des Granulationsgewebes • Neubildung von Epithel • Zelldifferenzierung • Ausreifung der Kollagenfasern • Weitere Verkleinerung der Wunde durch fortschreitende Wundkontraktion • Entstehung des ersten Narbengewebes	• Reorganisation des Kollagens → Narbenbildung • Ausrichtung der Kollagenfasern entlang der Spannungslinien. Belastungsstabilität des Gewebes • Kapillare Regression (nicht mehr benötigte Kapillaren verstopfen und verschwinden) • Gereiftes Narbengewebe

6.2 Heilungsmechanismen des Körpers

Der Körper ist in der Lage eine Verletzung durch zwei Arten zur Abheilung zu bringen: Reparatur und Regeneration. Bei der *Reparatur* ersetzt der Körper das zerstörte Gewebe durch Bindegewebe. Es bildet sich eine Narbe. Bei der *Regeneration* ersetzt der Körper das geschädigte Gewebe durch identische Zellen. Dies geschieht bei Schleimhäuten und am weiblichen Genitale. Auch an der Hautoberfläche ist eine Regeneration möglich, solange sich die Schädigung an der Basalzellschicht begrenzt und diese nicht zerstört wird. Alle Schädigungen, die Tiefer sind und somit die Basalzellschicht zerstören, heilen stets mit einer Narbe ab. Der Dekubitus gehört zu den sekundärheilenden bzw. chronischen Wunden. Die Sekundärheilung ist eine Abheilungsart und besagt, dass der Körper den Defekt selbst reparieren und verschließen muss. Dies tut er, indem er den Defekt mit Gewebe auffüllt, die Wundfläche durch Wundkontraktion verkleinert, schließlich mit Epithelgewebe abdeckt und abschließend eine Narbe an dieser Stelle ausbildet. Das heißt also, der Körper repariert die Wunde von unten nach oben und von außen nach innen. Eine chronische Wunde definiert sich nach der Abheilungszeit. Jede Wunde, die nach einer Heilungszeit von 8–12 Wochen (hier werden wundheilungsbeeinflussende Faktoren, wie Größe der Wunde, Alter und Ernährungszustand des Betroffenen, usw. mit berücksichtigt) nicht zur Abheilung gekommen ist, ist eine chronische Wunde.

6.3 Wundbehandlung

Die Basistherapie der Dekubitusbehandlung ist die Druckentlastung und die Vermeidung von Scherkräften. Ohne adäquate Druckentlastung wird es zu keiner Abheilung des Dekubitus kommen bzw. führt mit sehr hoher Wahrscheinlichkeit zur Verschlechterung der Wundsituation. Die lokale Wundbehandlung richtet sich nach der

Ausprägung des Dekubitus und dem aktuellen Wundzustand, sowie der Wundheilungsphase, sodass es kein pauschales Behandlungskonzept gibt, sondern stets individuell an die jeweilige Situation angepasst werden muss.

> Sind Taschen und/oder Wundranduntterminierungen vorhanden, müssen diese zwingend mitbehandelt werden. Eine alleinige Abdeckung der Wunde reicht in diesem Fall nicht aus.

6.4   Wundreinigung

6.4.1   Chirurgisches Debridement

Das chirurgische Debridement unterteilt sich in *partiell-unblutig* und in *radikal-blutig*, und ist die schnellste, effektivste Form der Wundreinigung. Neben der Verwendung von Skalpell und Ringkürette zählt auch die Hydrochirurgie zum chirurgischen Debridement.

Partiell unblutiges Debridement

- Erfolgt direkt am Bett.
- Es werden nur die Nekrosen entfernt.
- Durchführung mit Skalpell/Ringkürette.

Auf die Verwendung des sog. scharfen Löffels sollte verzichtet werden, da es dadurch zu »Gewebszerreißungen« kommt. Zudem können durch die Mechanik Keime in tiefere Schichten der Wunde geschoben werden, was zu tiefen Wundinfektionen führen kann. Um das partiell-unblutige Debridement für den Betroffenen möglichst schmerzarm zu gestalten, gibt es die Möglichkeit EMLA®-Creme einzusetzen. Hierbei handelt es sich um eine anästhesierende Creme, die Prilocain und Lidocain enthält. EMLA®-Creme wird dick (1–2g/

10 cm² bis max. 10 g) auf die Wunde und die Wundränder aufgetragen und mit einem sterilen Folienverband (z. B. 3M™ Tegaderm™ Folienverband, OPSITE™ Flexigrid) abgedeckt. Nach einer Einwirkzeit von mind. 30–40 Minuten erfolgt das Debridement direkt nach Abnahme der Folie und dem Entfernen der Creme.

> EMLA®-Creme nicht in Taschen anwenden, sondern nur bei flachen Wunden.

Radikal-blutiges Debridement

- Erfolgt im OP unter Narkose und Blutstillung.
- Es wird bis tief ins gesunde Gewebe geschnitten.

Da bei dieser Form des chirurgischen Debridements eine Narkose erforderlich ist und zudem, je nach Größe des Gewebeschadens, eine große Wundfläche entstehen kann, ist diese Debridement-Art für den Betroffenen sehr belastend. Daher muss je nach Allgemeinzustand des Betroffenen die Durchführung des radiakal-blutigen Debridements genau bzgl. Nutzen und Risiko abgewogen werden.

6.4.2   Enzymatisches Debridement

Bei dieser Art des Debridements werden sog. proteolytische (eiweißspaltende) Enzyme eingesetzt, die auf die Wunde aufgetragen werden.

- Nur in feuchtem Milieu anzuwenden.
- Nicht zusammen mit Antiseptika verwenden!
- Bei Vorliegen einer Wundinfektion nur bei gleichzeitiger Gabe eines systemischen Antibiotikums anwenden.
- Nur zur Wundreinigung über kurze Zeit!

Wichtig zu beachten:

- Enzymatische Wundreiniger haben ein hohes Allergiepotential.

- Enzymatische Wundreiniger können ein Brennen verursachen.
- Wundrand nach Möglichkeit mit einem Hautschutzfilm schützen.
- Enzymatische Wundreiniger sollten nicht in Wundtaschen oder Fistelgängen angewendet werden.

6.4.3 Autolytisches Debridement

Durch die Erhaltung eines physiologischen, feuchten Wundmilieus werden die natürlichen körpereigenen Wundreinigungsmechanismen unterstützt. Hydrogele sind aufgrund ihres hohen Wasseranteils besonders geeignet, die autolytischen Vorgänge zu fördern und trockene, nekrotische Beläge aufzuweichen und zu entfernen, da sie die Nekrosen auflockern und somit die Angriffsfläche für körpereigene Zellen vergrößern.

6.4.4 Mechanisches Debridement/ Wundspülung

Mithilfe der mechanischen Wundreinigung werden Gewebstrümmer aus der Wunde entfernt, z. B. mittels Mullkompressen (sie können trocken oder feucht angewendet werden und stellen die einfachste Form der mechanischen Wundreinigung dar), scharfem Löffel (gehört in den Bereich des mechanischen Debridements, ist aber keinesfalls zu empfehlen aufgrund vorgenannter Gründe) oder Wundspülungen mit physiologischen oder antiseptischen Lösungen. *Negative Wirkungen* bei einem mechanischen Debridement mit Kompressen oder scharfem Löffel sind:

- Vermehrte Schmerzbelastung des Patienten beim Verbandwechsel.
- Beschädigung von neu gebildetem Granulationsgewebe und Epithel und damit verbundene Blutungen. Dadurch vergrößert sich die Wundfläche.
  - Bei Verwendung eines scharfen Löffels besteht aufgrund der Mechanik die Gefahr des Einbringens von Keimen in tiefere Schichten.

Bei Wundspülungen werden meist eine physiologische Kochsalz- oder die Ringer®-Lösung verwendet. Beim Spülen von großflächigen Wunden bzw. wenn größere Mengen an Spüllösung verwendet werden, sollte aufgrund der Gefahr von Elektrolytverschiebungen im Wundgebiet keine physiologische Kochsalzlösung verwendet werden, sondern vorzugsweise die Ringer®-Lösung.

Tab. 6.1: Beispiele für Lösungen, die zur Wundspülung eingesetzt werden

Ringerlösung	z. B. Ringer B.Braun Spüllösung®, TenderWet® Solution
Polyhexanidhaltige Wundspüllösung	z. B. Protosan® Wundspüllösung, Pronto-san® Wound Spray, Lavasorb®, Lavanid®, Lavasept®, Serasept®, UrgoSan
Octenidinhaltige Wundspüllösungen	z. B. Octenisept®, Octenilin® Wundspüllösung
Wundspüllösung mit aktiviertem (naszieren-dem) Sauerstoff	z. B. Dermacyn® Wound Care, BIOsept® Wundspülung, ActiMaris®

Bei der Spülung von insbesondere tiefen Wundhöhlen ist es ggf. nötig zusätzlich einen Einmalkatheter zu verwenden. Die Wundspülung sollte möglichst mit großvolumigen Spritzen durchgeführt werden, um eine Gewebsverletzung durch zu hohen Druck zu vermeiden. Bei schmalen Gängen wie Fistelungen (nachdem deren Verlauf abgeklärt wurde) oder engen Eingängen zu Wundhöhlen, eignen sich Einmal-spülkanülen zum Einbringen der Lösung.

Debrisoft®

Eine weitere Möglichkeit zur Durchführung eines mechanischen Debridements ist die Verwendung von Debrisoft®. Hierbei handelt es sich um ein Produkt aus Hightech-Polyester-Fasern, die über abgeschrägte Spitzen verfügen (18 Mio. Fasern auf 10 x 10 cm).

Die abgelösten Beläge sowie Debris und Hautschuppen werden in den Faserverbund aufgenommen und dort festgehalten. Durch den dichten Faserverbund ist die Aufnahmekapazität von Debrisoft® sehr hoch. Durch die Weichheit der Fasern ist das mechanische Debridement schonender als mit einer herkömmlichen Mullkompresse und ist somit mit weniger Schmerz für den Patienten verbunden. Debrisoft® wird angefeuchtet und dann mit so viel Druck, wie es für den Patienten angenehm ist, etwa 2–4 Minuten lang am besten in kreisenden Bewegung über die Wunde geführt.

Gemischtporige Schäume (z.B. Ligasano® Wundputzer®)

Hier wird zwischen Feinem Wundputzer® und Grobem Wundputzer® unterschieden. Je nach angewendetem Druck wird die Reinigungswirkung variiert, wobei auch die Struktur eine Rolle spielt. Je gröber, desto mehr mechanische Reinigungswirkung ist vorhanden.

6.5 Hinweise und Empfehlungen für die Behandlung verschiedener Wundzustände

Exsudierende Wunden

- Gutes Exsudatmanagement, d. h. je mehr Exsudat, desto aufnahmefähiger muss die Wundauflage sein.
- Ein ständiges Zuviel an Exsudat führt neben Mazerationen zu Hautirritationen. Deshalb kann die Anwendung eines transparenten Hautschutzfilms bzw. Silikonfilms (z. B. 3M™ Cavilon™ reizfreier Hautschutzfilm, Cutimed® Protect, SECURA™, Silesse™, Brava® Hautschutz) sinnvoll sein.
- Mögliche Verbandstoffe sind Schaumverbände (Hydropolymerverband/Polyurethanschaumverband/PU-Schaumverband), be-

vorzugt mit beigefügten Superabsorbern, superabsorbierende Kompressen, Hydrokapillarverband, gelbildender Faserverband.

- Ggf. bei starker Exsudation täglicher Verbandswechsel nötig. Dann sollte auf superabsorbierende Kompressen/Saugkompressen zurückgegriffen werden.

Tiefe Wunden/Wundhöhlen

- Tiefe Wunden (ab 0,5 cm) und Wundhöhlen müssen aufgefüllt werden.
- Der Wundgrund muss Kontakt mit dem Sekundärverband haben, ggf. über einen Wundfüller (z. B. Alginat, Cavity-Schaumverband, Hydrofaser).
- Wundfüller benötigen einen Sekundärverband zur Abdeckung.
- Der Verbandstoff/Wundfüller sollte keinen Druck auf den Wundgrund oder das Gewebe einer Wundtasche/-höhle ausüben, um Druckschäden in der Tiefe zu vermeiden.
- Wunden auffüllen, nicht »ausstopfen«.

Infizierte Wunden

- Auslöser sind zumeist aerobe oder anaerobe Bakterien, können aber auch Viren und Pilze sein.
- Wichtig ist eine Keimreduktion/Keimeliminierung.
- Mögliche Verbandstoffe sind silberhaltige Verbände (z. B. Hydrofaser/Hydrofiber®, Alginat, PU-Schaumverbände, Wundgaze), bakterienbindende/hydrophobe Fasern, Aktivkohle mit Silber.
- Polyacrylatgranulat enthaltende Wundauflagen, wie superabsorbierende Kompressen, können aufgrund der eiweißbindenden Eigenschaften von Polyacrylat, ebenfalls zur Keimreduktion beitragen.

Riechende Wunden

- Geruchsentstehung durch z. B. Exsudat, Infektion (ausgelöst durch die vorhandenen Erreger, insbesondere anaerobe Keime).
- Die Strategie richtet sich nach dem Geruchsauslöser:

- Exsudation: Gutes Exsudatmanagement, z. B. durch superabsorbierende Kompressen, polyacrylathaltige Wundauflagen,
Hydropolymerschaumverbände mit Superabsorbern.
- Infektion: z. B. Aktivkohle-Wundauflagen mit/ohne Silber,
polyarcylathaltige Wundauflagen, silberhaltige Wundauflagen, Honig-Wundauflagen.

> Sich säubernde Wunden riechen durch den Abbau von Nekrosen
> und sonstigen Zelltrümmern sowie dem hohen Eiweißanteil im
> Exsudat.

Belegte/Nekrotische Wunden

- Nekrosen sollten entfernt werden. Sie sind Fremdkörperwirkung
  in der Wunde. CAVE: Nekrosen bei hochgradiger arterieller
  Verschlusskrankheit ohne vorherige Revaskularisierung, be-
  stimmte autoimmun bzw. metabolisch bedingte Wunden.
- Beläge sollten wegen der Barrierewirkung entfernt werden.
- Mögliche Materialien sind z. B. amorphes Hydrogel, Spül-Saug-
  Kompresse, hydrodetersive Wundauflage.

Granulierende Wunden

- Verbandstoffe wählen, die nicht an den Wundgrund anhaften und
  sich atraumatisch entfernen lassen, um Verletzungen des Granulationsgewebes zu vermeiden.
- Wunde sollte nicht durch falsch gewählte Wundauflagen austrocknen. Ziel: phasengerechte Wundbehandlung.
- Mögliche Verbandstoffe sind, z. B. Hydropolymerverband (dünne
  Schaumverbände, ohne Superabsorber), Hydrokolloide, transparenter Hydrokolloid, Hydrogel-Wundauflagen, Gelierenden
  Schaumverband, transparenter Polyacrylatverband, ggf. zusätzlich amorphes Hydrogel (bei stark austrocknungsgefährdeten
  granulierenden Wunden).

Trockene Wunden

- Wunden brauchen für die Heilung und Zellaktivität ausreichend Feuchtigkeit.
- Bei trockenen Wunden muss Feuchtigkeit zugeführt bzw. Wundauflagen ausgewählt werden, die die Wunde nicht zusätzlich/ übermäßig austrocknen.
- Mögliche Wundauflagen sind z. B. Hydrogel-Wundauflagen, amorphes Hydrogel, Spül-Saug-Kompresse, Hydrobalance-Verband.

Oberflächliche Wunden

- Oberflächliche Wunden sollten nicht austrocknen.
- Verbandstoffe sollten nicht mit dem Wundgrund verkleben und vor äußeren Einflüssen schützen.
- Mögliche Wundauflagen sind z. B. dünne Hydropolymerverbände, Hydrokolloide, transparente Hydrokolloide, Hydrogel-Wundauflagen, gelierender Schaumverband, transparenter Polyacrylatverband.

Epithelisierende Wunden

- Nicht-verklebende Wundauflagen verwenden.
- Wichtig: Frisch epithelisierte Wunden brauchen einen Schutzverband!
- Mögliche Materialien sind z. B. transparenter Hydrokolloid, Hydrogel-Wundauflage, Wundgaze/Wunddistanzgitter, Folienverbände, transparenter Polyacrylatverband.

Stagnierende Wunden

- Hierunter versteht man Wunden mit fehlenden Heilungsfortschritten.
- Mögliche Ursachen sind z. B. eine zu hohe Keimzahl in der Wunde, ein Zuviel an sog. Matrix-Metallo-Proteasen (MMP),

aber auch ein vorhandener systemischer Eiweißmangel oder unzureichende Durchblutung.

- Liegt die Ursache der Stagnation in der Wunde, sind folgende Wundauflagen möglich, z. B. Kollagen, Hyaluronsäure, Spül-Saug-Kompresse, proteasenregulierender Salbenverband. Bei zu hoher Keimzahl, z. B. silberhaltige Wundauflagen, bakterienbindende/hydrophobe Faser, polyacrylathaltige Wundauflagen.

6.6 Wundinfektion

Wundinfektionen sind ein häufiges Problem bei der Versorgung von Dekubitus, insbesondere wenn diese in der Nähe des Anus liegen und/oder Taschenbildungen aufweisen. Auch unter noch vorhandenen Nekrosen entstehen oft Wundinfektionen und/oder Eiteransammlungen.

6.6.1 Keimbesiedelung von Wunden

Keine Wunde ist steril. Relativ schnell wird eine vorhandene Wunde mit Keimen der Hautflora besiedelt, die von den Wundrändern in die Wunde gelangen. Im weiteren Verlauf kommen neben Bakterien der patienteneigenen Flora, z. B. Darmbakterien, auch Wasser- und Umweltkeime dazu. Im Verlauf kommt er zu einem Gleichgewicht zwischen den verschiedenen Keimen untereinander und mit der körpereigenen Abwehr des Betroffenen. Durch das Einbringen weiterer Keime, z. B. durch Verwendung unsterilen Verbandsmaterials, wird dieses empfindliche Gleichgewicht gestört. Durch dieses entstandene Ungleichgewicht kann es zur Ausbildung einer Wundinfektion mit den klassischen Infektionszeichen kommen. Die klassischen Infektionszeichen sind:

- Rötung (Rubor)
- Schwellung (Tumor)

- Schmerz (Dolor)
- Überwärmung (Calor)
- Funktionseinschränkung/-verlust (Functio laesa)

Auslöser für Wundinfektionen:

- Besiedelung mit Bakterien; häufigste Ursache für Wundinfektionen
- In seltenen Fällen auch durch Viren, Pilze oder Parasiten
- Eine kontaminierte Wunde muss nicht zu einer Infektion führen
- Ausschlaggebend für die Entstehung einer Wundinfektion sind:
  - Art und Anzahl der Erreger
  - Pathogenität der Erreger
  - Immunstatus des Patienten

In der Wundversorgung bereiten resistente Keime durch Besiedelung und/oder Auslösen einer Infektion zunehmend Probleme. Multiresistente Erreger, von denen die meisten der aufgeführten Keime Probleme bei der Wundversorgung machen:

- *Panresistent*: gegen alle verfügbaren Wirkstoffe resistent
- *MRSA*: methicillinresistente Staphylococcus areus
- *VRE*: vancomycinresistente Enterokokken
- *GRE*: Glykopeptidresistente Enterokokken (mit Teicoplaninresistenz)
- *ESBL*: Extendes-Spectrum-ß-Lactamase; Enterobakterien, die über eine ß-Lactamase mit erweitertem Spektrum verfügen
- *3MRGN**: multiresistente gramnegative Enterobakterien mit Resistenz gegen drei der vier Antibiotikagruppen (*MRGN = Sammelbezeichnung für gramnegative Stäbchenbakterien)
- *4MRGN*: multiresistente gramnegative Enterobakterien mit Resistenz gegen alle vier Antibiotikagruppen

6.6.2 Einteilung von Risikowunden (Dissemond, 2011):

- *Kontamination*: Mikroorganismen sind vorhanden und haben sich an das Gewebe angelagert, ohne sich zu vermehren.
- *Kolonisation*: Mikroorganismen sind vorhanden und vermehren sich. Eine klinisch bedeutsame immunologische Wirtsreaktion bleibt (vorerst) aus.
- *Kritische Kolonisation*: Starke Vermehrung der Mikroorganismen ohne die klassischen Infektionszeichen. Verzögerte Wundheilung durch Toxinbildung vorhanden.
- *Lokale Infektion*: Klinisch sichtbare immunologische Wirtsreaktion mit den typischen Infektionszeichen.
- *Generalisierte Infektion*: Zusätzlich zu den lokalen Reaktionen Anzeichen der systemischen Wirtsreaktion.

6.6.3 Symptome einer Wundinfektion

Lokale Symptome einer Wundinfektion:

- Rötung
- Örtliche Überwärmung
- Ödematöse Wundränder
- Lokaler Schmerz
- Schmerzveränderung (z. B. Zunahme des Wundschmerzes, Änderung des Schmerzcharakters)
- Cellulitis (Rötung um die Wunde: 2 cm leichte Infektion, 2 cm mittlere Infektion)
- Vermehrte Bewegungseinschränkung
- Große Mengen an Exsudat
- Farbveränderungen/Trübung des Exsudats
- Eiter
- Geruchsbildung (je nach Erregertyp) (Wichtig zu beachten ist, dass Geruch nicht gleich ein Infektionszeichen ist. Auch sich säubernde Wunden riechen.)

- Veränderungen des Granulationsgewebes in Farbe und Stabilität (erhöhte Brüchigkeit)
- Vermehrte Nekrosenbildung
- Hypergranulation
- Wundaufbruch
- Schwellung lokaler Lymphknoten

Symptome für eine Infektion in Wundtaschen sind:

- Geröteter, indurierter (verhärteter), ödematöser, oft schmerzhafter Wundrand
- Häufig starke, dickflüssige und eitrige Exsudation
- Wundgeruch (Foetor)
- Oft Auslöser für eine systemische Infektion

Systemische Symptome einer Infektion sind:

- Anstieg der Temperatur bis hin zu Fieber, Schüttelfrost
- Tachykardie, Tachypnoe
- Hypotension
- Verschlechterung des Allgemeinzustandes

6.6.4 Wundabstrich

Ein Wundabstich wird mithilfe eines Abstrichtupfers steril entnommen. Bei einer trockenen Wunde kann der Abstrichtupfer mit steriler physiologischer Kochsalzlösung befeuchtet werden. Der Abstrichtupfer sollte mit leichtem Druck über eine möglichst große Fläche geführt (z. B. Essener Kreisel, Schlangenlinien) oder bei tiefen Wunden an der möglichst tiefsten Stelle entnommen und anschließend in ein Nährmedium verbracht werden. Wichtig ist es, bei der Abstrichentnahme die Wundränder auszusparen. Vor der Abnahme eines Wundabstrichs sollte kein Antiseptikum und/oder dekontaminierende Wundspüllösung verwendet werden, da es sonst zu falsch negativen Abstrichergebnissen kommen kann.

6.6.5 Hygiene

Das korrekte hygienische Vorgehen bei der Versorgung von Wunden ist unerlässlich. Die Richtlinie des Robert Koch-Instituts (RKI) besagt, dass alles, was mit einer Wunde in Kontakt kommt, steril sein muss, um Infektionen zu vermeiden. Im Originaltext heißt dies: «Sekundär heilende und sezernierende Wunden benötigen eine sterile Wundauflage, um das Wundsekret aufzufangen und die Wundheilung zu unterstützen [...]«: Das schließt den Einsatz von unsterilen Materialien sowie die mehrfache Verwendung von unsteril gewordenen Einmalprodukten zur Wundversorgung oder Wundspüllösungen aus.

- Das Verfallsdatum der Verbandstoffe/Produkte ist zu beachten.
- Einmalprodukte nicht mehrfach verwenden, z. B. Handschuhe.
- Sterile Materialien nicht mehrfach verwenden, z. B. steril abgepackte Verbandstoffe (Reste verwerfen, die nicht benutzt werden und bereits geöffnet wurden), sterile Instrumente.
- Die Haltbarkeit von Spüllösungen und Antiseptika ist zu beachten.
- Regelmäßige Händedesinfektion ist durchzuführen.

6.7 Übersicht Verbandsmaterial/ Wundauflagen

Bei der Festlegung der Verbandswechselintervalle sollte nach dem Motto vorgegangen werden: So viele Verbandswechsel wie nötig und so wenige wie möglich. Angepasste Wundauflagen/Wundfüller und Verbandsintervalle ermöglichen der Wunde eine möglichst lange Wundruhe. Durch den Erhalt der Wundruhe können die Wundheilungsvorgänge ungestört durch Manipulationen aufgrund von Verbandswechseln, einschließlich Wundreinigung, ablaufen.

6.7.1 Auswahlkriterien für richtigen Wundverband

Für die Auswahl des für die Wunde geeigneten Verbandsmaterials eigenen sich folgende Kriterien:

- Verwendbarkeit (Medizinproduktegesetz) und Indikationen von Verbandstoffen
- Packungsbeilage beachten!
- Dekubituskategorie
- Größe und Tiefe der Wunde
- Verwendung entsprechend der Wundheilungsphase und Exsudatmenge
- Vorherrschende Gewebeart oder mögliche Beläge, z. B. Nekrosen, Granulation, Fibrinbelag
- Berücksichtigung der vorhandenen Strukturen, wie Knochen, Gelenke, Sehnen, Bänder
- Vorhandene Unterminierungen, Taschen, Fisteln
- Mögliche bekannte Unverträglichkeiten auf Verbandstoffe beim Betroffenen
- Keimbelastung/Infektion
- Wirtschaftlichkeit, Kosten-Nutzen-Abwägung
- Atraumatisch entfernbar
- Geruchsreduktion nötig
- Umgebungshaut
- Wundkissen sollte 1,5–2 cm wundrandüberlappend sein (ohne Einbeziehung der Kleberänder). Hier gilt: Lieber die nächst größere Größe als zu klein!

Die passende Wundversorgung sollte nur nach einer gründlichen Wundinspektion und Einschätzung der Wunde ausgewählt werden.

Wunden im Sakralbereich in der Nähe des Anus lassen sich häufig nur schwer zum Anus hin abdichten. Möglichkeiten sind z. B.:

- Einsatz einer alkoholfreien Stomapaste unter dem Kleberand
- Gelstreifen (RENASYS™ Gelstreifen) unter dem Kleberand anbringen
- Transparenter Hautschutzfilm verbessert die Haftung von Kleberändern
- Zusätzliche Fixierung mit Folienverband bzw. Klebevlies

6.7.2 Anforderungen an Wundauflagen

Folgende Ansprüche werden an Wundauflagen gestellt:

- Aufrechterhaltung eines feuchten Milieus im Wundbereich. Die Hydroaktivität der Zellen wird gewährleistet und schützt vor Austrocknung
- Entfernung von überschüssigem Exsudat und toxischen Bestandteilen
- Ermöglichung eines Gasaustausches
- Thermische Isolierung der Wunde, Schutz vor Auskühlung
- Schutz vor Sekundärinfektionen
- Freisein von Fremdpartikeln oder toxischen Schadstoffen
- Verbandentfernung ohne zusätzliches Trauma der Wundoberfläche
- Schonung der Wundumgebung
- Schutz vor mechanischen Einflüssen (Druck, Stoß, Scheuern), Verschmutzung und chemischen Irritationen
- Schmerzlos in der Anwendung
- Hypoallergene Eigenschaften
- Unterstützung der Wundruhe durch weniger Verbandswechsel
- Förderung der autolytischen Wundreinigung

Tab. 6.2: Übersicht Wundreinigung

Verbandstoffart	Eigenschaften	Hinweise	Indikationen und Kontraindikationen
Hydrogel (amorph) *Handelsnamen:* z. B. Cutimed® Hydrogel, Hydrosorb® Gel, Purilon® Gel, INTRASITE™ Gel, NU-GEL® *Besteht aus:* Wasser, Gelbildner, ggf. Propylenglykol, Alginatfasern, Carboxymethylcellulosefasern	• kühlender, schmerzlindernder Effekt • unterstützt die autolytische Wundreinigung • besonders geeignet für trockene und austrocknungsgefährdete Wunden	• amorphe Gele sind nicht konserviert, sodass Reste nach einmaligem Gebrauch verworfen werden müssen • Sekundärverband sollte so gewählt werden, dass das Hydrogel nicht direkt absorbiert wird • Vorsichtig bei Verwendung bei Infektionen mit Pseudomonas (= Feuchtkeim!)	**Indikationen** • Rehydrierung trockener Wunden • Zum autolytischen Debridement • Zur Hydrierung bei freiliegenden Knochen, Sehnen, Muskulatur • Verbrennungen bis Grad 2a **Kontraindikationen** • Unverträglichkeiten gegen Inhaltsstoffe/Bestandteile • Nekrosen und Beläge bei unbehandelter pAVK

Tab. 6.2: Übersicht Wundreinigung – Fortsetzung

Verbandstoffart	Eigenschaften	Hinweise	Indikationen und Kontraindikationen
Enzym-Alginogele® *Handelsnamen:* z. B. Flaminal® Hydro, Flaminal® Forte *Besteht aus:* Enzym-Alginat-Gel-Kombination, aktivierte und nicht-aktivierte leicht saure Polymere, Macrogol	• Hydroaktives kolloides Gel mit Alginaten und antimikrobiellen Enzymsystem • Kontinuierliches Debridement durch Unterstützung der autolytischen Wundreinigung • Erzeugt mikrobielle Balance • Schafft und erhält feuchtes Wundmilieu • Schützt Wundränder und Epithelzellen • Wirkt nicht zytotoxisch	• Vor Anwendung Wunde reinigen • Auf die gesamte Wundfläche ca. 0,5 cm dick applizieren • Benötigt einen Sekundärverband • Verbandswechselintervall richtet sich nach dem Sekundärverband, durchschnittlich alle 1–3 Tage • Bei stark infizierten Wunden ist eine zusätzliche Behandlung notwendig	**Indikationen** • Geeignet für alle Wundarten und Wundphasen **Kontraindikationen** • Unverträglichkeit gegen Bestandteile/ Inhaltsstoffe

Tab. 6.2: Übersicht Wundreinigung – Fortsetzung

Verbandstoffart	Eigenschaften	Hinweise	Indikationen und Kontraindikationen
Hydrogel (amorph) mit aktiven Inhaltsstoffen *Handelsnamen:* z. B. ActiMaris® Wundgel, BIOSept® Wundgel *Besteht aus:* Meerwasser, aktivem Sauerstoff (ActiMaris®), NaCl-haltiges Hydrogel, naszierender Sauerstoff, Lithium-Magnesium-Natrium-Silikat (BIOSept®)	• Abschwellende Eigenschaften • Entzündungsminderung • Geruchsmindernd • Wundreinigend • Wirkt befeuchtend	• Benötigt einen Sekundärverband • BIOSept® nicht gleichzeitig mit silber-oder jodhaltigen oder jodhaltigen Produkten anwenden • ActiMaris® kann bis zu 3 Monate nach Anbruch verwendet werden	**Indikationen** • Zur Reinigung stark fibrinös oder eitrig belegter, infizierter oder übelriechender Wunden, Tumorwunden (ActiMaris®) • Zur Auffüllung von Defektwunden • Zur Rehydrierung von Wunden • Reinigung, Befeuchtung und Dekontamination von Wunden und Hautrissen, auch bei positivem MRSA-Befund sowie anderen Mikroorganismen (BIOSept®) • Wundbehandlung bei diabetischen Ulzera,

Tab. 6.2: Übersicht Wundreinigung – Fortsetzung

Verbandstoffart	Eigenschaften	Hinweise	Indikationen und Kontraindikationen
			Dekubitus, Hautgeschwüren
			Kontraindikationen
			• Unverträglichkeiten gegen Bestandteile/Inhaltsstoffe

Hydrogel (amorph), dekontaminierend
 	
Handelsnamen:
z. B. Octenilin®
Wundgel, Prontosan®
WoundGel, Prontosan® Wound Gel X,
LAVANID®-Wundgel,
LAVANID®-Wundgel
V+, Repithel®
	• Wundreinigend
	• Dekontaminierend
	• Geruchsabsorbierend
	• Wundbefeuchtend
	• Löst Biofilme
	• Farblos (außer Repithel®)
		• Vor dem Auftragen Wunde reinigen
		• 2–5 mm dick auf die Wundfläche aufbringen
		• Benötigt einen Sekundärverband
		• Verwendbar nach Anbruch:
		  – Octenilin®: 6 Wochen
		  – Prontosan®: 8 Wochen
		  – LAVANID®: 4 Wochen
		  – Repithel®: 6 Monate
			Indikationen
			• Zur Reinigung, Befeuchtung und Dekontamination von:
			  – Akuten infizierten und nicht infizierten Wunden
			  – Traumatische Wunden
			  – Chronisch infizierte und nicht infizierte Wunden, z. B. diabetische

Tab. 6.2: Übersicht Wundreinigung – Fortsetzung

Verbandstoffart	Eigenschaften	Hinweise	Indikationen und Kontraindikationen
Besteht aus: Hydrogel, Hydroxy-ethylcellulose + Octenidin, Propy-lenglykol (Octenilin®) + Glycerol, Betain-Tensid, PHMB (Polihexanid) (Prontosan®) + Glycerin, Macrogol, Polihexanid (LAVANID®) + Phospholipide, PVP-Iod (Repithel®)		• Kann bis zum nächsten Verbandswechsel in der Wunde verbleiben • Nicht zusammen mit reinigen Seifen, Salben, Ölen, Enzymen, usw. anwenden (Prontosan®) • Nicht in Kombination mit anionischen Tensiden verwenden (Prontosan®) • Nicht zusammen mit silberhaltigen Wundaufla-gen anwenden (Repithel®)	• Ulzera, arterielle und venöse Ulzera, Dekubitus – Postoperative Wunden – Verbrennung (1. und 2. Grad) • Für die konservieren-de Befeuchtung von Verbänden und Wundauflagen **Kontraindikationen** • Unverträglichkeit gegen Bestandteile/ Inhaltsstoffe • Nicht an hyalinem Knorpel, im Ohr, in der Nase, in der Harnblase und in der Bauchhöhle sowie im Auge

Tab. 6.2: Übersicht Wundreinigung – Fortsetzung

Verbandstoffart	Eigenschaften	Hinweise	Indikationen und Kontraindikationen
			• anwenden (Octenilin® u. Prontosan®) • Nicht im Bereich des ZNS oder der Meningen (Prontosan®)
Hydrodetersive Poly-acrylatwundauflage *Handelsnamen:* z. B. UrgoClean® *Besteht aus:* Vlieskompresse/Tamponade aus hydrodetersiven Polyacrylatfasern und mikroadhäsiver Lipokolloid-Matrix (bei Kompresse)	• steril, nicht okklusiv • hydroreinigend (hydrodetersiv) • hohe Saugkraft und Kohäsion • Aufnahme, Bindung und Ableitung fibrinöser Beläge • Bildet in Verbindung mit Exsudat ein Gel • Hämostatische (blutstillende) Eigenschaften	• Wechsel der Wundauflage während der Reinigungsphase alle 1–2 Tage • Nach Exsudationsphase ist das Verbandswechselintervall abhängig von der Exsudatmenge und der Entwicklung der Wunde • Tamponade bzw. Kompresse muss beim Verbandswechsel vollständig entfernt werden • Tamponade locker in die Wunde einlegen um Druckschäden zu vermeiden	**Indikationen** • Exsudierende, chronische Wunden (Ulcus cruris, Dekubitus, Diabetisches Fußsyndrom) • Fibrinöse, akute Wunden (Verbrennungen, Hautabschürfungen, Unfallverletzungen) • Postoperative Wunden • Tumorbedingte Wunden

Tab. 6.2: Übersicht Wundreinigung – Fortsetzung

Verbandstoffart	Eigenschaften	Hinweise	Indikationen und Kontraindikationen
			Kontraindikationen
		• Bei schwach exsudierenden Wunden kann die Tamponade mit steriler, physiologischer Kochsalzlösung angefeuchtet werden • Bei tiefen Wunden muss bei der Anwendung einer Tamponade diese gut sichtbar und zugänglich bleiben • Kompresse wird mit der hydroadhäsiven Seite aufgelegt • Es wird ein Sekundärverband benötigt • Darf nicht zusammen mit Wasserstoffperoxid, Antiseptika aus der Familie der organischen Quecksilberverbindungen bzw. mit Hexamidin angewendet werden	• Unverträglichkeiten gegen Inhaltsstoffe/Bestandteile • Auf trockenen Wunden • Als chirurgische Kompresse, da nicht resorbierbar • Bei fistelartigen Wunden, deren Durchmesser kleiner als der der Sonde (Applikationshilfe) ist

Tab. 6.3: Übersicht Wundfüller

Verbandstoffart	Eigenschaften	Hinweise	Indikationen und Kontraindikationen
Alginat *Handelsnamen:* z. B. Cutimed® Alginate, 3M™ Tegaderm™ Alginate, Sorbalgon®, Biatain® Alginate, ALGISITE™ M *Besteht aus:* Alginsäure (zellulose-ähnliches Polysaccharid), ggf. zusätzlich Carboxymethylcellulose (→ Hydroalginat)	• Ausbildung eines hydrophilen Gels bei Aufnahme von Blut und/oder Exsudat • Einschluss von Keimen und Detritus in die Gelstruktur • Hämostyptischer Effekt • Granulationsfördernd • Tamponierfähig • Atraumatisch entfernbar	• Mazerationsgefahr von Wundrand und Wundumgebung, wenn Alginat wundrandüberlappend gelegt wird • Es ist immer ein Sekundärverband nötig • Vorsicht bei der Anwendung in Fistelgängen oder schwer zugänglichen Wundhöhlen → Alginat lässt sich daraus nur schwer entfernen • Bei zu hohem Druck von außen, z. B. bei sakralen Dekubitus, kann Flüssigkeit aus dem Alginat gepresst werden. Das Alginat fällt zusammen	**Indikationen** • mittel bis stark exsudierende, infizierte und nicht infizierte Wunden • Wunden mit Höhlen-/Taschenbildung, unterminierte Wunden, Fisteln und Abszesse • sekundäre Wundheilung bei Naht- und Hautnahtinsuffizienz • Verbrennungen • Unfall- und Tumorchirurgie • Nagel- und Zahnextraktionen **Kontraindikationen** • Unverträglichkeiten gegen Inhaltsstoffe/Bestandteile

113

Tab. 6.3: Übersicht Wundfüller – Fortsetzung

Verbandstoffart	Eigenschaften	Hinweise	Indikationen und Kontraindikationen
Hydrofiber®/ Hydrofaser *Handelsnamen:* AQUACEL® Extra, DURAFIBER™, Suprasorb® Liquacel *Besteht aus:* Natriumcarboxymethylcellulose, Cellulose-Ethylsulfonat	• Bilden bei Aufnahme von Feuchtigkeit ein kohäsives Gel • Atraumatisch entfernbar • Aufnahme von Keimen und Detritus in die Gelstruktur • Erhalt des feuchten Wundmilieus • Schutz vor Wundrandmazeration durch vertikale Flüssigkeitsaufnahme	• Es wird Sekundärverband benötigt • Unter Kompressionsverbänden einsetzbar	• Nicht bei austrocknungsgefährdeten Strukturen wie Knochen oder Sehnen anwenden, wenn keine ausreichende Feuchtigkeit vorhanden ist **Indikationen** • Mäßig bis stark exsudierende Wunden • Ulcus cruris, Diabetische Ulcera, Dekubitus • Postoperative Wunden mit sekundärer Wundheilung • Verbrennungen 2. Grades • Tiefe, unterminierte Wunden • Akute Wunden, z. B. Spalthautentnahmestellen, Riss- und Schürfwunden

Tab. 6.3: Übersicht Wundfüller – Fortsetzung

Verbandstoffart	Eigenschaften	Hinweise	Indikationen und Kontraindikationen
			Kontraindikationen
			• Trockene Wunden, Nekrosen
			• Unverträglichkeit gegen Inhaltsstoffe/Bestandteile
			• Einsatz auf austrocknungsgefährdeten Strukturen, wenn keine ausreichende Feuchtigkeit vorhanden ist
Cavity-Schaumverband *Handelsnamen:* z. B. PermaFoam® cavity, Cutimed® Cavity, ALLEVYN™ Plus Cavity	• Hohe Aufnahmekapazität • Hydropolymere lösen sich nicht auf • Granulationsfördernd	• Locker in die Wunde einbringen, da sie stark aufquellen • 1/3 der Wundhöhle frei lassen, damit der Cavity-Schaum Platz zum Quellen hat • Benötigt einen Sekundärverband	**Indikationen** • Dekubitus Kategorie 3–4 • Wunden nach Exzision von Fisteln, Abzessen • Tiefe Wundgebiete, z. B. bei Ulcus cruris venosum, diabetisches Ulcus, traumatische Wunden, Nahtdehiszenzen

Tab. 6.3: Übersicht Wundfüller – Fortsetzung

Verbandstoffart	Eigenschaften	Hinweise	Indikationen und Kontraindikationen
Besteht aus: Hydropolymerschaum, Polyurethanschaum			**Kontraindikationen** • Infizierte Wunden • Trockene Wunden • Unverträglichkeit gegen Inhaltsstoffe/Bestandteile • Ulcerationen, die durch chronische Infektionen hervorgerufen werden

Tab. 6.4: Übersicht Wundauflagen

Verbandstoffart	Eigenschaften	Hinweise	Indikationen und Kontraindikationen
			Indikationen
Hydrogel-Wundauflage *Handelsnamen:* z. B. Hydrosorb®, Suprasorb® G Gelkompresse, Opragel®, Geliperm®, Nobagel® Kompresse *Besteht aus:* Hydrophilen Polymeren, gebundenes Wasser (ca. 60–95 %)	• Keine spontane Ansaugkraft • Transparent für Wundkontrolle ohne Verbandabnahme • Leicht kühlender, schmerzlindernder Effekt • Atraumatisch und schmerzfrei zu wechseln • Besonders geeignet für austrocknungsgefährdete Wunden	• Durch den hohen Wasseranteil kühlender Effekt, der von den Betroffenen häufig als angenehm empfunden wird • Wunde vor Erstanwendung säubern • Aufnahme des Wundexsudats zeigt sich als leichte Trübung und/oder diskrete Blasenbildung	• Insbesondere nicht-infizierte, chronische Wunden mit schlechter Heilungstendenz, z. B. Ulcus cruris, Dekubitus ab der Granulationsphase • Wunden mit mäßiger bis wenig Exsudation • Rehydrierung trockener Wunden • Spalthautentnahmestellen, Dermabrasio, Schürfwunden • Hautläsionen bei Pergamenthaut • Austrocknungsgefährdete Wunden

Tab. 6.4: Übersicht Wundauflagen – Fortsetzung

Verbandstoffart	Eigenschaften	Hinweise	Indikationen und Kontraindikationen
			Kontraindikationen • Infizierte und stark exsudierende Wunden • Durch chronische Infektionen verursachte Ulcerationen, wie z. B. Tuberkulose, Syphilis, AIDS, tiefe Pilzinfektionen • Verbrennungen 3. und 4. Grades • Blutende Wunden • Nicht für Wundhöhlen geeignet

Tab. 6.4: Übersicht Wundauflagen – Fortsetzung

Verbandstoffart	Eigenschaften	Hinweise	Indikationen und Kontraindikationen
Hydrokapillar-Verband *Handelsnamen:* z. B. Biatain® Super Hydrokapillarverband *Besteht aus:* Superabsorber aus Cellulosefasern, Hydrokapillare Polsterschicht, Hydrokolloidschicht, Semipermeabler Polyurethanfilm	• hohe Aufnahmekapazität an Flüssigkeit • atraumatisch und schmerzfrei zu entfernen	• absorbierendes Polster sollte größer als die Wunde sein • Kann unter Kompression angewendet werden • Anwendung zusammen mit amorphen Hydrogelen ist nicht sinnvoll, da das Gel in den Verband aufgenommen wird und somit keinen Effekt hat	**Indikationen** • Für alle exsudierenden Wunden (Vorsicht jedoch bei infizierten Wunden) • Chronische Wunden wie Dekubitus, Ulcus cruris und diabetische Wunden (besonders an Unterschenkel und Fuß) • Sekundär heilende chirurgische Wunden • Inzisionswunden • Verbrennungen **Kontraindikationen** • Wunden, die hauptsächlich oder ausschließlich auf arterieller Insuffizienz beruhen • Trockene Wunden • Trockene Nekrosen

Tab. 6.4: Übersicht Wundauflagen – Fortsetzung

Verbandstoffart	Eigenschaften	Hinweise	Indikationen und Kontraindikationen
Hydrokolloid	• Ausbildung eines Gels • Selbsthaftend • Atraumatisch und schmerzfrei zu entfernen • Granulationsförderns	• Hydrokolloide lassen sich am besten durch Überdehnen von der Haut lösen • Nach dem Entfernen des Hydrokolloids muss die Wunde gereinigt werden • Hydrokolloid nach dem Aufbringen mit der Hand erwärmen → Entwicklung optimaler Haftfähigkeit des enthaltenen Polyacrylatklebers	**Indikationen** • Leicht bis mäßig exsudierende Wunden, die nicht infiziert sind • Oberflächliche Wunden • Verbrennungen 2. Grades • Spalthautentnahmestellen **Kontraindikationen** • Klinisch infizierte Wunden • Im Bereich freiliegender Knochen, Muskeln, Sehnen, Knorpel • Verbrennungen 3. Grades • Durch chronische Infektionen verursachte Wunden • Stark exsudierende Wunden • Tumorwunden
Handelsnamen: z. B. Cutimed® Hydro, Hydrocoll®, Algoplaque®, VARIHESIVE®, 3M™ Tegaderm™ Hydrocolloid *Besteht aus:* Selbsthaftenden Elastomeren, quellfähige Stoffe wie Pektine, Gelatine, Karaja-Gummi, Zellulosederivate, Polyacrylatkleber			

Tab. 6.4: Übersicht Wundauflagen – Fortsetzung

Verbandstoffart	Eigenschaften	Hinweise	Indikationen und Kontraindikationen
Hydropolymerschaumverband/Polyurethanschaumverband/ PU-Schaumverband *Handelsnamen:* z. B. ALLEVYN™, Biatain® Cutimed® Siltec®, Mepilex®, PermaFoam®, 3M™ Tegaderm™ Foam, PolyMem®	• Aufnahmekapazität je nach Dicke des Schaumverbandes • Sehr hohe Aufnahmekapazität bei eingelagerten Superabsorbern • Hydropolymere lösen sich nicht auf • Granulationsfördernd • Wundreinigende Wirkung (PolyMem®)	• Allergien auf Haftränder möglich • Die Verwendung von Schaumverbänden ist erst dann sinnvoll, wenn diese mind. zwei Tage auf der Wunde belassen werden können	**Indikationen** • Schwach bis stark exsudierende (je nach Dicke und Aufnahmefähigkeit des Verbandes) nicht infizierte Wunden, z. B. postoperative Wunden, diabetische Ulcera, Ulcus cruris, Diabetisches Fußulcera, Dekubitus, Spalthautentnahmestellen • Großflächige Hautdefekte • Verbrennungen 2. Grades
			• Wunden pAVK Stadium IV (Ischämische Ulcera) • Osteomyelitis • Unverträglichkeiten von Inhaltsstoffen/ Bestandteilen

Tab. 6.4: Übersicht Wundauflagen – Fortsetzung

Verbandstoffart	Eigenschaften	Hinweise	Indikationen und Kontraindikationen
Spül-Saug-Kompresse *Handelsnamen:* z. B. HydroClean®, HydroClean® plus *Besteht aus:* Hydrophobes Gestrick, Polyacrylat-Kern, PHMB (bei TenderWet® plus)	• Aufnahme von eiweißhaltigen Stoffen, wie Keime, Zelltrümmer, Toxine in den Polyacrylat-Kern • Abgabe von Ringer-Lösung an die Wunde • Rasche Wundreinigung • Förderung der Proliferation der Gewebszellen • Reduktion vorhandener MMP's	• Darf nicht zerschnitten werden • Wundauflage ggf. vor dem Entfernen erneut befeuchten, um ein schonendes Ablösen zu gewährleisten, sollte das Wundkissen zu trocken sein • Farbig markierte Seite wundabgewandt auflegen (Keine farbige Kennzeichnung bei cavity-Variante)	**Indikationen** • Unterstützung der Wundreinigung bei Nekrosen und belegten Wunden • Nasstherapie von Wunden den mit beeinträchtigter Heilungstendenz, z. B. infizierte Akutwunden, Dekubitus, Ulcus cruris • Wundkonditionierung vor Hauttransplantationen und anschließender Versorgung der Transplantate • Rehydrierung trockener Wunden • Gangrän **Kontraindikationen** • Unverträglichkeiten gegen Inhaltsstoffe/ Bestandteile

124

Tab. 6.4: Übersicht Wundauflagen – Fortsetzung

Verbandstoffart	Eigenschaften	Hinweise	Indikationen und Kontraindikationen
Superabsorbierende Kompresse *Handelsnamen:* z. B. sorbion® sachet s, Cutisorb® Ultra, Vliwasorb®, Zetuvit® Plus, DURAMAX™, Mextra® *Besteht aus:* Vlies- oder Polyamidgewebe, Acrylat aus Polyacrylatgranulat + Zellulosefasern (Zetuvit® Plus)	• Hohes Aufnahmevermögen an Flüssigkeit • Aufgenommene Flüssigkeit wird im Polyacrylat festgehalten und gelangt somit nicht zurück in die Wunde • Bleibt formstabil • Geruchsreduktion durch Bindung von Flüssigkeit und Eiweißstoffen im Polyacrylat-Kern	• Kompressen dürfen nicht zerschnitten werden • Falten der Wundauflage behindert die Absorptionsfähigkeit • In Kombination mit Cremes oder Salben kommt es zur Verminderung der Sogwirkung • Locker fixieren, um der Wundauflage Raum zum Ausdehnen zu geben • Kann unter Kompression verwendet werden → ggf. leicht reduzierte Aufnahmekapazität	**Indikationen** • Stark exsudierende Wunden (z. B. Abdominalwunden, Ulcus cruris, Dekubitus) • Nässende, nekrotische Hautareale • Ödematös aufgequollene Wundränder • Fisteln • Exulcerierende Tumore (sorbion sachet S®) **Kontraindikationen** • Verwendung im Bereich der Augen und Schleimhäute (starke Austrocknungsgefahr) • Trockene Wunden • Unverträglichkeiten gegen Inhaltsstoffe/ Bestandteile

Tab. 6.5: Antimikrobielle Wundauflagen

Verbandstoffart	Eigenschaften	Hinweise	Indikationen
Bakterienbindende/ hydrophobe Faser *Handelsnamen:* z. B. Cutimed® Sorbact® *Besteht aus:* Acetatseidenfaser (Kompresse) oder Baumwollgewebe (Tamponade) mit bakterienbindender Beschichtung DACC (= Dialhylcarbamonylchlorid) u. Hydropolymerschaum (Cutimed® Siltec® Sorbact®) u. Polyacrylatbeschichtung (Cutimed® Sorbact® Hydroactive) u. Hydrogel (Cutimed® Sorbact® Gel) u. Saugkompresse	• Stark hydrophobe Eigenschaften • Bakterien werden aufgrund hydrophober Wirkung an die Wundauflage gebunden • Keine Resistenzbildung • Keine Zytotoxizität bekannt	• Kompresse und Tamponade benötigen einen Sekundärverband • Nicht zusammen mit fetthaltigen Produkten (Cremes, Öle, Salben, usw.) anwenden – Die hydrophobe Wirkung wird dadurch stark beeinträchtigt bzw. inaktiviert	**Indikationen** • Chronische Wunden, wie venöse, arterielle oder diabetische Ulcera • Postoperative Wundheilungsstörungen, wie Nahtdehiszenzen • Traumatische Wunden • Fisteln, Abszesse • Anwendung während der Schwangerschaft, Stillzeit und bei Kindern möglich • Tumorwunden • Bakteriell besiedelt Wunden • Infizierte Wunden **Kontraindikationen** • Unverträglichkeiten gegen Inhaltsstoffe, Material

Tab. 6.5: Antimikrobielle Wundauflagen – Fortsetzung

Verbandstoffart	Eigenschaften	Hinweise	Indikationen
Silber-Aktivkohle-Kompresse *Handelsnamen:* z. B. Vliwaktiv® Ag, ACTISORB® Silver 220, NOBACARBON® Ag *Besteht aus:* Vlies, Aktivkohlekern mit elementarem Silber	• Geruchshemmend durch Aktivkohle • Keimreduzierende Wirkung • Beidseits verwendbar, tamponierbar • Zur physikalischen Wundreinigung bei infizierten Wunden geeignet	• Benötigt einen Sekundärverband • Kompresse nicht schneiden! • Eignet sich aufgrund der geruchsbindenden Eigenschaften für riechende Wunden • Kann bei trockenen Wunden mit einem amorphen Hydrogel kombiniert oder steril angefeuchtet werden	**Indikationen** • Mittel bis stark exsudierende, infizierte und infektionsgefährdete Wunden, wie z. B. Dekubitus, Ulcus cruris, Diabetische Ulcera • Infizierte Wunden mit Höhlen- und Taschenbildung, unterminierte Wunden, Abszesse **Kontraindikationen** • Unverträglichkeiten gegen Inhaltsstoffe/Bestandteile

Tab. 6.5: Antimikrobielle Wundauflagen – Fortsetzung

Verbandstoffart	Eigenschaften	Hinweise	Indikationen
Silberauflage (mit nano-kristallinem Silber	• Stark keimreduzierende/keimeliminierende Wirkung	• Benötigt einen Sekundärverband (Ausnahme: ACTICOAT™ Moisture control)	• Infizierte, kritisch-kolonisierte und infektionsgefährdete Wunden, wie z. B. Dekubitus, Ulcus cruris, Verbrennungen, Diabetische Ulcera
Handelsnamen: z. B. ACTICOAT™		• Verband nicht mit NaCl- oder Ringer-Lösung anfeuchten	• Explantations- und Transplantationsareale
Besteht aus: Nanokristallinem Silber u. Polyuretahnnetzen, dreischichtig (ACTICOAT™)		• Nicht in Verbindung mit Produkten auf Ölbasis, z. B. Paraffin, anwenden	• Sekundärheilende OP-Wunden
u. Polyester-Matrix (ACTICOAT™ Flex)		• Es kann zu Verfärbungen der Wundumgebung kommen, die vorübergehend sind	**Kontraindikationen**
u. Alginat (ACTICOAT™ Absorbent)			• Unverträglichkeiten gegen Inhaltsstoffe/Bestandteile
u. PU-Schaum (ACTICOAT™ Moisture control)			

Tab. 6.5: Antimikrobielle Wundauflagen – Fortsetzung

Verbandstoffart	Eigenschaften	Hinweise	Indikationen
Sonstige silberhaltige Wundauflagen *Handelsnamen:* z. B. Atrauman® Ag, AQUACEL® Extra Ag, DURAFIBER™ Ag, Biatain® Ag, UrgoTül® Silver, SILVERCEL®, Askina® Calcitrol, sorbion® silver flex *Besteht aus:* z. B. Gaze, Alginat, Hydrofaser (Hydrofiber®), PU-Schaumverband	• keimreduzierende/keimeliminierende Wirkung	• Verwendung wie für die jeweilige Verbandstoffart vorgegeben	**Indikationen** • Infizierte, infektionsverdächtige, kritisch kolonisierte, infektionsverdächtige Wunden **Kontraindikationen** • Unverträglichkeit gegen Inhaltsstoffe, Bestandteile

Tab. 6.6: Übersicht Hautschutzfilme/Hautschutzcreme

Transparenter Hautschutzfilm	Eigenschaften	Hinweise	Indikationen und Kontraindikationen
Handelsnamen: z. B. 3M™ Cavilon™ reizfreier Hautschutzfilm, SECURA™, Cutimed® PROTECT, Askina® Barrier Film *Besteht aus:* Acrylat- Terpolymer (3M™ Cavilon™), Acrylat-Copolymer (Cutimed™ PROTECT), Hexamethyldisiloxan (Askina® Barrier Film)	• Bildet einen dünnen, atmungsaktiven Hautschutzfilm • Bis zu 72–96 Stunden (je nach Hersteller) auf der Haut haftend • Transparent • Hypoallergen • Alkoholfrei • Wasserdampfdurchlässig • Frei von Farb-, Duft-, Konservierungsstoffen	• Anwendung auf trockener, sauberer Haut • Nicht in Kombination mit fetthaltigen Produkten, wie z. B. Salben, Creme, Lotion oder Ölen anwenden – das verhindert eine Ausbildung des Hautschutzfilms bzw. löst ihn • Mind. 30 Sekunden trocknen lassen • Als Spray und/oder Applikatorstäbchen bzw. Tücher erhältlich	**Indikationen** • Schutz von intakter, gereizter und geschädigter Haut vor allen Flüssigkeiten und Reizstoffen (Stuhl, Urin, Trachealsekret, Klebstoffe) und Schutz vor Reibung • Schutz der Wundränder und der Wundumgebung vor Exsudat aus Wunden und Wunddrainagen • Schutz vor Trauma durch Entfernen von klebenden Verbänden • Wundrandschutz bei Unterdrucktherapie **Kontraindikationen** • Unverträglichkeit gegen Inhaltsstoffe/Bestandteile

Tab. 6.6: Übersicht Hautschutzfilme/Hautschutzcreme – Fortsetzung

Transparenter Hautschutzfilm Eigenschaften	Hinweise	Indikationen und Kontraindikationen
	• Gleichmäßig auf-sprühen bzw. auf-tragen • Auf intakten oder bereits irritieren Hautarealen ein-setzbar	• Nicht auf infizierter Haut (z. B. Mykosen) verwenden

Tab. 6.6: Übersicht Hautschutzfilme/Hautschutzcreme – Fortsetzung

Transparenter Hautschutzfilm	Eigenschaften	Hinweise	Indikationen und Kontraindikationen
Handelsnamen: z. B. BRAVA™ Hautschutz, Silesse™ Reizfreier Hautschutzfilm, SENSI-CARE™ *Besteht aus:* Silikon/Silikonbasis in flüssiger Form	• Erzeugt einen schützenden Silikonfilm • Schnell trocknend • Frei von Öl, Wasser, Duft-, Farb- und Konservierungsstoffen • Hypoallergen • Transparent, wasserdampfdurchlässig	• Haut muss trocken, sauber und fettfrei sein • Als Spray und/oder Applikatorstäbchen bzw. Tücher • Muss bei jedem Verbandswechsel erneuert werden	**Schutz vor:** • Hauttraumata durch Entfernen von Haft-/Kleberändern • Mazeration • Brennen und Reizung der Haut durch Klebstoffe • Hautirritationen durch Körperflüssigkeiten und Reizstoffen **Kontraindikationen** • Unverträglichkeiten gegen Inhaltsstoffe/Bestandteile

Tab. 6.6: Übersicht Hautschutzfilme/Hautschutzcreme – Fortsetzung

Transparenter Hautschutzfilm	Eigenschaften	Hinweise	Indikationen und Kontraindikationen
Handelsnamen: z. B. 3M™ Cavilon™ Langzeit-Hautschutz-Creme, Cutimed® PROTECT Creme, Coryt Protect, Coryt Protect Sensitiv, BRAVA™ Schutzcreme	• Bildet einen atmungsaktiven Hautschutzfilm auf der Haut • Hautpflegende, feuchtigkeitsspendende Eigenschaften • Erhält die natürliche Barrierefunktion der Haut • Frei von Duftstoffen (Cutimed® PROTECT Creme)	• Je nach Produkt 12–24 Stunden wirksam • Auf die trockene, saubere Haut auftragen, sanft einmassieren • Kann auf bereits gereizter Haut angewendet werden	**Indikationen** • Prophylaxe gegen Mazeration und Hautreizungen • Schutz der Haut gegen reizende Körperflüssigkeiten, auch Exsudat
Besteht aus: Hautschutzkomponente (z. B. Acrylat-Terpolymer, Acrylat-Copolymer) und hautpflegenden Inhaltsstoffen	• Nicht fettend • Unterstützt die Regeneration vorgeschädigter Haut	• Creme gleichmäßig verteilen, sodass ein geschlossener Schutzfilm entsteht	**Kontraindikationen** • Unverträglichkeit gegen Inhaltsstoffe/Bestandteile

Tab. 6.6: Übersicht Hautschutzfilme/Hautschutzcreme – Fortsetzung

Transparenter Hautschutzfilm	Eigenschaften	Hinweise	Indikationen und Kontraindikationen
		• Die Creme soll die Möglichkeit haben in die Haut einzuziehen, deshalb sparsam auftragen, ggf. mit einem weiteren Auftrag die Lücken schließen • Zur Ausbildung des Hautschutzfilms Creme ca. 45–60 Sek. trocknen lassen • Creme sollte einmal täglich bzw. nach dreimaligem Waschen neu aufgetragen werden	

7   Ernährung und Dekubitus

Die Folgen einer Malnutrition für die Wundheilung sind vielfältig:

- Stagnation der Wundheilung (durch fehlende Bausteine für die Proliferation von Zellen und Gewebe)
- Verlängerung der Entzündungsphase
- Reduktion der Fibroblastenbildung und der Fibroblastenaktivität
- Mangelhafte Neoangiogenese
- Mangelnde Kollagenstabilität und damit verbunden eine erhöhte Gewebebrüchigkeit
- Vermehrt Wundheilungsstörungen, wie Eiterungen und Dehiszenzen
- Schlecht beherrschbare Wundinfektionen
- Schlechter Wundverschluss (Epithelisierung und Narbenbildung sind eingeschränkt)
- Schlechtere Wundheilung (Nahtinstabilität)

Tab. 7.1: Übersicht Ernährung

Nährstoff	Empfohlene Zufuhr	Therapeutische Zufuhr	Wichtig in der Wunderheilung für:
Vitamin A	1 mg Vitamin A oder 3 mg Beta-Carotin täglich	7,5–15 mg Vitamin A oder Beta-Carotin täglich	• Synthese von Glykoproteinen und Proteoglykanen • Kollagensynthese und Kollagenstabilität • Stimulation für den Beginn der Wundheilung • Fördert Fibroblasteneinbau in Kollagengewebe • Epithelisation/Narbenbildung • Infektionsschutz • Antioxidation
Vitamin C (Ascorbinsäure)	75–100 mg täglich	250–500 mg täglich	• Kollagenbildung, erforderlich für Kollagensynthese • gute Kapillarentwicklung • Narbenbildung • Infektionsschutz • Antioxidation

Tab. 7.1: Übersicht Ernährung – Fortsetzung

Nährstoff	Empfohlene Zufuhr	Therapeutische Zufuhr	Wichtig in der Wunderheilung für:
Vitamin E (Tocopherole)	12 mg täglich	150–300 mg täglich	• Zellschutz durch antioxidative Wirkung • Durchblutungsfördernd, Hypoxie-schutz für das Wundgebiet
Vitamin K (Phyllochinon)	65–80 µg täglich	1–5 mg täglich	• Blutgerinnung • Blutstillung • Infektionsschutz
Vitamin B6 (Pyridoxin)	1,2–1,6 mg täglich	10–300 mg täglich	• Zellteilung • Zellwachstum • Proteinsynthese (Aktivierung) • DNS-Bildung
Vitamin B12 (Cobalamin)	2–3 µg täglich	10–1000 µg täglich	• Zellteilung • DNS-Bildung • Koenzym für Protein- und DNA-Synthese
Folsäure	400 µg täglich	5–20 mg täglich	• Bildung der Nukleinsäuren DNS und RNS • Zellneubildung

Tab. 7.1: Übersicht Ernährung – Fortsetzung

Nährstoff	Empfohlene Zufuhr	Therapeutische Zufuhr	Wichtig in der Wunderheilung für:
Zink (Zn)	7–10 mg täglich	20–100 mg täglich (Cave: Patienten mit schweren Nierenerkrankungen)	• Bildung von Granulationsgewebe • Proteinsynthese • Proliferation von Fibroblasten • Infektionsschutz • Antioxidation
Eisen (Fe)	10–15 mg täglich	50–200 mg täglich	• Kollagenvernetzung • Sauerstoffversorgung
Kupfer (Cu)	1–1,5 mg täglich	1–2 mg täglich (zusätzlich)	• Kollagenvernetzung • Kollagenstabilität • Unterstützung der Immunabwehr • Kofaktor für Bildung von Bindegewebe
Selen (Se)	30–70 µg täglich	50–300 µg täglich	• Schutzstoff für neues Gewebe • Infektionsschutz • Antioxidation
Silizium (Si)	5–20 mg täglich	nichts bekannt	• Zellerneuerung • Infektionsschutz • Stabilität/Elastizität von Bindegewebe

Tab. 7.1: Übersicht Ernährung – Fortsetzung

Nährstoff	Empfohlene Zufuhr	Therapeutische Zufuhr	Wichtig in der Wundheilung für:
Proteine	0,8–1 g pro kg Körpergewicht täglich	1,6–2 g pro kg Körpergewicht täglich	• Proteinsynthese • Zellproliferation • Infektionsbekämpfung (Abwehrzellen, Immunglobuline) • Bildung von Granulationsgewebe und Bindegewebe • Albumin: Indikator für Malnutrition; wichtiges Transportprotein • Arginin: Förderung der Kollagensynthese; Bildung von Wachstumsfaktoren; Verbesserung der Immunantwort
Fette	3 g Linolsäure + 1 g Alpha-Linolensäure täglich 1,25 g Omega-3-Fettsäuren täglich		• Energielieferant für Wundheilungsvorgänge • Bestandteil von Zellmembranen • Bildung von Prostaglandinen • Entzündungshemmung

Tab. 7.1: Übersicht Ernährung – Fortsetzung

Nährstoff	Empfohlene Zufuhr	Therapeutische Zufuhr	Wichtig in der Wunderheilung für:
Kohlenhydrate	30 kcal pro kg Körpergewicht täglich	40–50 kcal pro kg Körpergewicht täglich.	• Energielieferant zur Aufrechterhaltung des Wundstoffwechsels • Bestandteil von Glykoproteinen • Beteiligt am Aufbau von Knochen, Knorpel, Bindegewebe

8 Hautpflege

Die Hautpflege und der Hautschutz sind ein wichtiger Aspekt sowohl der Dekubitusprophylaxe als auch der Behandlung eines Dekubitus. Im Hinblick auf Druck gibt es keine Möglichkeit mit Hilfe von Hautpflege- oder Hautschutzprodukten die Druckeinwirkung zu minimieren, geschweige denn zu eliminieren oder die Durchblutung wieder herzustellen. Dies ist nur durch eine Druckentlastung möglich. Die Hautpflege hat insbesondere in der Dekubitusprophylaxe, aber auch in der Versorgung eines vorhandenen Dekubitus, zwei Aufgaben:

- Die Wiederherstellung einer intakten Hautbarriere durch geeignete Maßnahmen der Hautpflege, um weitere Schädigungen zu vermeiden.
- Den Schutz einer noch intakten Haut vor schädigenden Einflüssen, z. B. Urin, Stuhl, Exsudat, Klebeflächen, usw.

Die schädigende Wirkung von Druck kann sich durch eine vorgeschädigte Haut verstärken, weshalb eine dem Hautzustand angepasste Hautpflege bzw. Hautschutz eine wichtige Rolle spielt.

8.1 Hautzustände

Bei der Haut lassen sich Hautzustände festlegen, die sich je nach Verfassung des Betroffenen ändern können, sodass man nicht mehr vom Hauttyp spricht, sondern vom *aktuellen Hautzustand*. Die Haut lässt sich in folgende Hautzustände unterscheiden.

Normale Haut

Normale Haut ist rosig und glänzend. Die Epidermiszellen liegen glatt an und schuppen sich nicht. Die Haut ist geschmeidig.

Hautpflege bei normaler Haut:

- Hautpflege ist nicht zwingend notwendig.
- Maximal O/W-Produkte verwenden, um die Haut nicht zu »überpflegen«.

Trockene Haut (sebostatische Haut)

In trockener Haut ist unzureichend Feuchtigkeit vorhanden. Die Haut fühlt sich rau an, ist stumpf und glanzlos, es zeigen sich sichtbare Hautschuppen. Die Haut juckt. Durch eine unzureichende Versorgung der Haut mit Feuchtigkeit und einen mangelhaften Säureschutzmantel steigt die Anfälligkeit der Haut für Hautrisse und das Eindringen von Keimen.

Hautpflege bei trockener Haut:

- Tägliche Hautpflege ist nötig.
- W/O-Produkte verwenden.
- Produkte mit Urea oder Kollagen bevorzugen. Diese binden Feuchtigkeit in der Haut.
- Produkte mit Omega-3/-6/-9-Fettsäuren verwenden. Diese verbessern die Hautelastizität und erhöhen die Widerstandsfähigkeit der Haut.
- Verwendung von sog. Lipolotionen, die einen höheren Fettanteil besitzen.
- Harnstoff lindert bestehenden Juckreiz, reduziert die Verhornung der oberen Hornschicht, unterstützt die Ablösung von Hautschuppen.

Sehr trockene Haut (Xerodermie)

Bei sehr trockener Haut entstehen in der Epidermis Risse und Furchen. Durch die teilweise tiefen Risse (die häufig im Fersenbereich entstehen) steigt die Anfälligkeit für Infektionen und Hautgeschwüre.

Hautpflege bei sehr trockener Haut:

- Siehe trockene Haut.
- Hier ist die Verwendung von Pflegeprodukten mit höherem Urea-Anteil zu empfehlen.
- Wichtig: Es kommt immer wieder vor, dass es zu allergischen Reaktionen auf das in den Pflegeprodukten enthaltene Urea kommt. Dann muss unbedingt auf ein Produkt ohne Urea zurückgegriffen werden.

Fettige Haut (seborrhoische Haut)

Fettige Haut ist ölig-glänzend, der Fettfilm auf der Haut ist sowohl sichtbar wie auch fühlbar. Die Hautoberfläche ist mit fettigen Schuppen bedeckt. Die Poren der Hautoberfläche verstopfen leicht.

Hautpflege bei fettiger Haut:

- Keine stark entfettenden Produkte verwenden. Die Fettneubildung wird angeregt.
- Geeignet sind wässrige O/W-Produkte oder Gele.
- Reinigung mit milden Syndets.

Empfindliche Haut

Empfindliche Haut neigt zu Rötungen und Rissen, wird rau, trocken sowie schuppig. Die Haut erleidet einen Verlust ihres Eigenschutzes und reagiert häufig allergisch und gereizt auf bestimmt Inhaltsstoffe von Körperpflegemitteln.

Hautpflege bei empfindlicher Haut:

- Verwendung von hypoallergenen (für empfindliche Haut empfohlenen) Produkten, die möglichst keine Farb-, Duft- und/oder Konservierungsstoffe enthalten.
- Es sollte auf die unnötige Reinigung der Haut, insbesondere mit hautreizenden Substanzen verzichtet werden. Nur bei gröberen Verschmutzungen sollten Reinigungssubstanzen verwendet werden, allerdings keine Seifen. Klares Wasser sollte zur Hautreinigung bevorzugt werden.

Altershaut

Die Haut des Menschen verändert sich mit zunehmendem Alter. Diese Veränderungen finden in allen Schichten der Haut statt. Die Haut wird zunehmend dünner, die Hautschichten lassen sich leicht gegeneinander verschieben. Der Säureschutzmantel ist reduziert. Zudem werden die Abwehrzellen in der Haut weniger, was ältere Menschen anfälliger für Entzündungen auch kleinster Hautverletzungen macht.

Hautpflege bei Altershaut:

- Tägliche Hautpflege ist nötig.
- W/O-Emulsionen verwenden.
- Urea-haltige Präparate bevorzugen.
- Alternativ Lotionen mit Kollagen, Liposomen oder Omega-3- und Omega-6-Fettsäuren verwenden.

Ekzem

Die häufigsten Hautprobleme in der Wundversorgung ist das Auftreten von Ekzemen. Bei Ekzemen handelt es sich um eine nicht ansteckende, flächenhafte, meist juckende entzündliche Veränderung der Haut.

Allergisches Kontaktekzem

- Häufigster Ekzemtyp.
- Entsteht 24–48 Stunden nach Kontakt mit dem Allergen.
- Im Einwirkbereich des Allergens (z. B. ist die Auflagefläche des Wundverbandes oder der Haftränder betroffen).
- Folgen: Rötungen, Ödeme, Bläschen.
- Bei Patienten mit chronischen Wunden häufig ausgelöst durch z. B. Verbandstoffe, Wundspüllösungen, Salben, Hautpflegeprodukte, Medikamente.

Behandlung

- Meidung des auslösenden Allergens.
- Kurzfristig cortisonhaltige Cremes oder Salben (abhängig von Hauttrockenheit).
- Verträglichkeitstest über 24 Stunden mit Wundauflage durchführen.
- Ggf. Allergologe/Dermatologe hinzuziehen.

Toxisches Kontaktekzem

- Folge einer von außen einwirkenden Noxe (kann auch Wundexsudat sein).
- Es liegt keine allergische Reaktion vor!
- Die Entzündungsreaktion ist üblicherweise scharf begrenzt auf die Kontaktstellen.
- Mögliche Erscheinungsformen: Rötungen, Einrisse, Knötchen, Hyperkeratosen, Blasenbildung.
- bei starker Hautschädigung auch Nekrosen möglich.
- Betroffene Hautpartien brennen, später kann Juckreiz auftreten.
- Durch Hauteinrisse können Erreger eindringen. Es kommt zur Superinfektionen.
- Bei einer Schädigung kann es Monate bis Jahre dauern bis sich die physiologischen Schutzmechanismen der Haut regeneriert haben!

Behandlung

- Entfernen der reaktionsauslösenden Noxe (soweit möglich und erkennbar).
- Symptomatisch ggf. kurzfristig cortisonhaltige Salbe oder Creme.
- Angepasste Hautpflege, z. B. ureahaltige W/O-Emulsion.

8.2 Hautpflegeprodukte

Die Auswahl des benötigten Hautpflegeproduktes richtet sich immer nach dem aktuellen Hautzustand.

Cremes und Lotionen

Diese bestehen aus drei Hauptbestandteilen: einer Ölphase, einer Wasserphase und Emulgatoren:

- O/W-Emulsionen: Kleinste Öltröpchen (innere Phase) sind von Wasser (äußere Phase) umschlossen.
  - Sie besitzen einen hohen Wasseranteil von ca. 60 % und einen geringen Ölanteil.
  - Der hohe Wasseranteil lässt obere Hautschicht aufquellen, Durch die Vergrößerung der Oberfläche verdampft die Hautfeuchtigkeit.
- W/O-Emulsionen: 10–30 % Wasser wird in Öl oder Fett gebracht
  - Öl (äußere Phase) umgibt kleinste Wassertröpfchen (innere Phase).
  - Nach dem Auftragen entsteht ein Fettfilm auf der Haut. Dieser ist luftdurchlässig durch die Wasseranteile. Ein Wärmeaustausch ist möglich.
  - Hautfeuchtigkeit kann durch den hohen Ölanteil nicht so schnell entweichen.
- Wasser-in-Öl (W/O)-Präparate schützen und pflegen die Haut besser als Öl-in-Wasser (O/W)-Präparate.

- Welches Präparat gewählt wird, hängt von der Trockenheit und dem Pflegebedarf der Haut ab.

Gele

- Halbfeste, wässrige Zubereitungen.
- Meist Mischungen aus Wasser, Glycerol oder Propylenglykol.
- Sind durchsichtig, fettfrei, wirken kühlend durch hohen Wasseranteil.
- Haben keinen hohen hautpflegenden Effekt.

Puder

Es handelt sich um farbige oder transparente, pulverförmige Kosmetika oder Therapeutika zur äußeren Anwendung.

- Pudergrundlagen sind z. B.: Talkum, Siliciumdioxid (Aerosil), Stärke, Titandioxid, Zinkoxid, Kaolin, Calciumcarbonat, Magnesiumcarbonat.
- Aufgestreuter Puder vergrößert Verdunstungsoberfläche.
- Bei trockener Haut nicht über längere Zeit anwenden. Sonst entzieht der Puder der Hautoberfläche Wasser und Fett.
- Puder eignet sich nicht zur Behandlung nässender Hauterkrankungen und Wunden, da sich in Verbindung mit Wundexsudat krustige Auflagerungen bilden.
- Puder eignet sich nicht zur Intertrigo-Prophylaxe. Durch die Aufnahme von Feuchtigkeit kommt es zu Bildung von Klümpchen, die durch Reibung den Hautzustand verschlechtern können.
- Puder wird hauptsächlich als Träger für Arzneistoffe angewendet, beispielsweise bei Pudern gegen Juckreiz (z. B. Ingelan® Puder).
- Bei Pudern handelt es sich keinesfalls um ein Produkt, das sich für die tägliche Anwendung in der Hautpflege eignet.

Pasten

- Gemisch aus Puder und Salbe.
- Puderanteil mind. 10 %.

- Hauptsächlich wird Zinkoxyd verwendet oder Mischungen von Zinkoxyd und Stärke.
- Pasten wirken abdeckend, aufsaugend und abtrockend (z. B. gut zur Austrocknung von Mykosen, Herpesbläschen).
- Nicht zum Wundrand- und Wundumgebungsschutz geeignet, da sich der Wundrand und auch die Wundumgebung nicht mehr auf Veränderungen kontrollieren lassen durch den abdeckenden Effekt von Pasten.
- Auch Pasten werden nicht als tägliches Hautpflegemittel verwendet, sondern kommen als gut anhaftender Träger für Arzneistoffe (z. B. Nystatin) zum Einsatz.

Salben

- Salbengrundlagen (z. B. Vaseline, Wollwachs, Wollwachsfette, Paraffin) enthalten kein Wasser. Daher keine Verdunstung des Produkts durch stark auf der Haut haftende Eigenschaften.

Wichtig: Salben, Pasten und reine Öle haben eine abdeckende Wirkung. Unter dem Fettfilm staut sich Körperwärme durch die isolierenden Eigenschaften von Fett. Hautporen verstopfen, wodurch sich die Hautatmung verschlechtert. Die hauteigene Talgproduktion wird aufgrund des hohen Fettangebots von außen eingestellt. Austrocknung der Haut!

Salben, Puder, Pasten, Schüttelmixturen eignen sich nicht zur täglichen Hautpflege, sondern sollten nur zu therapeutischen Zwecken eingesetzt werden.

8.3   Maßnahmen des Hautschutzes und der Hautpflege

**Nicht empfehlenswerte Maßnahmen
(vgl. Schröder & Panfil 2010)**

- *Abdichtende Pasten* (keine Hautbeobachtung möglich)
- *Fette/Öle* (kein Gasaustausch möglich, »zugekleisterte« Poren; Austrocknung der Haut; Temperaturregulierung reduziert)
- *Farbstoffe* (keine Hautbeobachtung möglich, gerben die Haut)
- *Zusatzstoffe* (so wenig wie möglich wegen Allergiepotenzial)
- *Massagen gefährdeter Hautstellen* (durch erzeugten Druck ggf. Zerstörung/Angriff kleiner und kleinster Gefäße)
- *Puder* (erzeugt Reibe-/Scherkräfte, dadurch Hautreibung)
- *Erfrischende Alkohollösungen*, z. B. Franzbranntwein (Reizung und Austrocknung der Haut)

Empfehlenswerte Maßnahmen (vgl. Schröder & Panfil 2010)

- *W/O-Emulsionen* bei trockener Haut und Altershaut
- *Urea-haltige Präparate* bei sehr trockener Haut, schuppiger Haut oder Hyperkeratosen
- *Dexpanthenolpräparate* zur Narbenpflege
- *Spezieller, transparenter Hautschutz* (z. B. 3M™ Cavilon™, Cutimed® PROTECT, SECURA™), Mazeration, Intertrigo- oder Wundrandprophylaxe
- *Analtampons oder Fäkalkollektoren* bei Stuhlinkontinenz.; Achtung: Analtampons sollten zwei- bis dreimal täglich gewechselt werden, sonst Ileusgefahr
- Ggf. *Sprühpflaster* zum Schutz frisch genähter OP-Wunden, die sich z. B. in unmittelbarer Umgebung eines Stomas befinden.
- *Silikonbeschichteter Fixierverband* (3M™ Silikonbeschichtetes Pflaster, Mepitac®) zur hautschonenden Fixierung

9   Dekubitus und Schmerz

Bei Patienten mit chronischen Wunden ist erst einmal davon auszugehen, dass alle Wunden schmerzhaft sind (bis der Betroffene das Gegenteil äußert) und mit der Zeit schmerzhafter werden können. Die oft noch verbreitete Meinung, dass ein Dekubitus keine Schmerzen verursacht, ist falsch. Natürlich verfügt nekrotisches Gewebe über keine aktiven Nozizeptoren mehr. Dafür sind die Nervenfasern im die Nekrose umgebenden Gewebe umso schmerzsensibler. Dies muss bei der Behandlung eines Betroffenen mit einem Dekubitus stets berücksichtigt werden.

Definition von Schmerz

Schmerz ist ein unangenehmes Sinnes- und Gefühlserlebnis, das mit aktuellen oder potenziellen Gewebsschäden verknüpft ist oder mit Begriffen solcher Schädigung beschrieben wird (International Association for the Study of Pain).

9.1   Schmerzentstehung

Mögliche Ursachen für Wundschmerzen sind:

* Operativer Schmerz (z. B. Debridement, Verbände)

- Anwendungsbedingter/Prozedualer/Verfahrensbedingter Schmerz (z. B. Verband entfernen, Wundreinigung, Verbandanlage)
- Mechanischer Schmerz (z. B. bewegungsbedingt, Reibung, Verrutschen des Verbandes)
- Umgebungsfaktoren (z. B. Zeitpunkt des Verbandwechsels, Umfeld, Disposition des Patienten)
- Dauerschmerz (anhaltende, grundlegende Schmerzen aufgrund von Wundentstehung und lokalen Faktoren, z. B. Ischämie, Infektion)
- Psychosoziale Faktoren (z. B. Alter, Geschlecht, kultureller Hintergrund, Bildung)

9.2   Schmerzanamnese

Die wichtigsten Fragen in der Schmerzanamnese sind:

- Wo tut es weh?
  - Lokalisation und Lokalisierbarkeit der Schmerzen
- Was tut weh?
  - Dauer der Erkrankung
  - Beginn der Schmerzen
  - Zeitlicher Verlauf
  - Symptomwechsel
- Wie ist der Schmerz?
  - Schmerzqualität
  - Schmerzintensität
- Was tritt zusätzlich zu den Schmerzen aus?
  - Begleitsymptome
- Was kann den Schmerz beeinflussen?
  - Vortherapie (wie wurde bisher behandelt)
  - Verhalten
  - Psychologische und soziale Aspekte

9.3   Schmerzerfassung

Um die Schmerzstärke einstufen und dokumentieren zu können, gibt es verschiedene Methoden:

- VRS (verbale Rating-Skala)
- NRS (numerische Rating-Skala)
- VAS (visuelle Analog-Skala)
- Smiley-Skala (sollten nicht bei demenzerkrankten Menschen eingesetzt werden, da sie danach entscheiden, welche Gesichter ihnen im Moment der Befragung am sympathischsten erscheinen)
- Schmerztagebuch

Zur Beurteilung von Schmerzen bei demenziell Erkrankten gibt es folgende Erfassungsbögen:

- BESD (BEurteilung von Schmerzen bei Demenz)
- BISAD (Beobachtungsinstrument für das Schmerzassessment bei alten Menschen mit Demenz
- Doloplus® (Verhaltensbeobachtung)

Beurteilen Sie die Stärke Ihrer Schmerzen:					
Stärkster vorstellbarer Schmerz	vorstellbarer Schmerz	☐ 10		☐	sehr starker Schmerz
		☐ 9			
		☐ 8			
		☐ 7		☐	starker Schmerz
		☐ 6			
		☐ 5		☐	mittlerer Schmerz
		☐ 4			
		☐ 3		☐	leichter Schmerz
		☐ 2			
		☐ 1			
Kein Schmerz	Kein Schmerz ☐ 0			☐	kein Schmerz
VAS = Visuelle Analogskala	NRS = Numerische Ratingskala			VRS = Verbale Ratingskala	

Abb. 9.1: Beispiele zur Erfassung der Schmerzintensität

Schmerz ist immer subjektiv! Jeder Mensch empfindet ihn anders. Folgende Punkte werden insbesondere bei Patienten mit Wunden erhoben:

- Schmerz im Zusammenhang mit der Wunde
- Lokalisation des Schmerzes (Wundgrund, Wundrand, Wundumgebung)
- Schmerzstärke
- Schmerzqualität
- Was verschlimmert den Schmerz? (Bewegung, Kleidung, Verbandwechsel, Kompression usw.)
- Was lindert den Schmerz? (Bewegung, Kompression, Ruhigstellung usw.)
- Art des Wundschmerzes (akuter Wundschmerz, akut rezidivierender Wundschmerz, chronischer Wundschmerz)

9.4 Schmerztherapie

Tragende Säule der Behandlung von Schmerzen bei Betroffenen mit einer chronischen Wunde, ist die medikamentöse Schmerztherapie. Diese sollte sich nach dem WHO-Stufenschema richten und zusätzlich am Expertenstandard Schmerzmanagement in der Pflege bei chronischen Schmerzen (DNQP, 2014) orientieren.

Stufenschema der Invasivität nach der Deutschen Gesellschaft zum Studium des Schmerzes (DGSS)

- Oral, transdermal, lokal, rektal
- Subkutan, intravenös
- Selektive Nervenblockade, peridural, intrathekal
- Sympathikusblockade, Neurolyse

Häufig gemachte Fehler in der Schmerztherapie

- Unterdosierung
- Medikation »bei Bedarf«
- Unsinnige Kombinationen gemäß Stufenschema WHO (zwei Opioide oder zwei Begleitmedikamente)
- Tranquilizer Dauermedikation
- Fehlende Adjuvans- oder Co-Analgetikatherapie (z. B. keine Antiemetika bei Opiatstart)

Medikamentöse Therapie

Die Weltgesundheitsorganisation (WHO) hat die wichtigsten Analgetika zur Schmerzbehandlung (ursprünglich für Patienten mit Tumorschmerzen) in drei bzw. vier Stufen unterteilt.

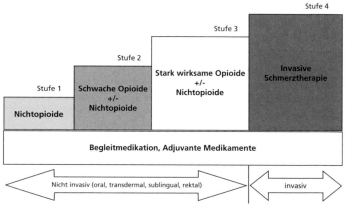

Abb. 9.2: Modifiziertes Stufenschema zur Schmerzbehandlung

Zur Optimierung der Schmerztherapie sind auch ergänzende nichtmedikamentöse Verfahren zu berücksichtigen, da sie die Effektivität einer Schmerztherapie deutlich erhöhen können.

Allgemeine Regeln für das WHO-Stufenschema:

- Medikamente werden nach Zeitplan gegeben (Je nach Wirkdauer des einzelnen Medikaments)
- Langwirksame (retardierte) Medikamente werden bevorzugt
- Dosis des Opioids bestimmt sich nach dem Schmerz (Jeder Patient braucht seine eigene Dosis)
- Bei Schmerzanfällen wird eine Zusatzdosis eines schnell wirkenden Opioids gegeben (als nicht-retardierte Form, um einen schnellen Wirkeintritt zu gewährleisten)
- Nebenwirkungen, vor allem Übelkeit und Obstipation werden vorbeugend behandelt
- Der Erfolg der Behandlung wird regelmäßig überprüft (Anhand von Schmerzskalen), ggf. erfolgt eine Dosisanpassung

Grundsätze der medikamentösen Therapie:

- Schmerzempfindung und Schmerzmittelbedarf können von Patient zu Patient stark variieren aufgrund des subjektiven Schmerzempfindens,
- Schmerzmedikamente werden abhängig von der Schwere der Schmerzen, der Art der Therapie (z. B. Operation) und vorbestehender Kontraindikationen gegeben,
- Effizienz und Nebenwirkungen müssen dokumentiert werden,
- im Alter gilt »start slow, go slow«, d. h. es wird langsam begonnen und die Dosis langsam gesteigert, da alte Menschen stärker, häufiger und individuell sehr unterschiedlich unter Nebenwirkungen leiden,
- Wirkeintritt, Wirkdauer, Darreichungsform und Nebenwirkungen sind zu beachten.

9.5 Wundschmerz

Es ist erst einmal davon auszugehen, dass alle Wunden schmerzhaft sind. Zudem können Wunden mit der Zeit schmerzhafter werden. Dies ist bei der Behandlung zu beachten.

9.5.1 Auslöser für Wundschmerzen

Obwohl aufgrund der Entstehung der Wunde die Schmerzrezeptoren im Wundbett zerstört sind, empfindet der Betroffene Schmerzen in der Wunde. Dies liegt daran, dass in den Wundrändern und im Gewebe um die Wunde herum, intakte Nozizeptoren sind, die über eine normale Schmerzempfindlichkeit verfügen und auf Schmerzreize reagieren. Während der Wundheilung kommt es zur Regeneration der Nervenendigungen, die besonders schmerzempfindlich sind. Chemische Substanzen, die von zerstörtem Gewebe freigesetzt werden, reizen zudem die Nozizeptoren, wodurch es zu einer erhöhten Schmerzempfindlichkeit kommt. Bei lange bestehenden, chronischen Wunden können anhaltende Entzündungen zu einer verstärkten Empfindlichkeit mit erhöhter Schmerzsensibilität der Wunde und Wundumgebung führen.

9.5.2 Dokumentation von Wundschmerzen

Folgende Punkte werden insbesondere bei Patienten mit Wunden erhoben:

- Schmerz im Zusammenhang mit der Wunde
- Lokalisation des Schmerzes (Wundgrund, Wundrand, Wundumgebung)
- Schmerzstärke
- Schmerzqualität
- Was verschlimmert den Schmerz? (Bewegung, Kleidung, Verbandwechsel, Kompression usw.)

- Was lindert den Schmerz? (Bewegung, Kompression, Ruhigstellung usw.)
- Art des Wundschmerzes (akuter Wundschmerz, akut rezidivierender Wundschmerz, chronischer Wundschmerz)

9.5.3 Schmerzen beim Verbandwechsel

Der schmerzintensivste Zeitpunkt beim Verbandwechsel ist für den Patient das Entfernen des Verbandes! Möglichkeiten, um den Verbandwechsel für den Patienten zu erleichtern:

- Aufklärung des Patienten, ggf. Miteinbeziehen
- Bequeme Lagerung
- Vorsichtiges Ablösen des Wundverbandes
- Stadiengerechte Phasengerechte Wundversorgung
- Verband spannungsfrei aufbringen, Einschnürungen durch zu festes Anwickeln vermeiden
- Gabe eines nicht-retardierten Schmerzmittels ca. 30 Minuten (je nach Wirkeintritt des Schmerzmittels) vor dem Verbandwechsel, falls nötig
- Verwendung von lokalanästhesierenden Cremes (z. B. EMLA®)
- Infektionsbekämpfung (Wundinfektionen haben ein großes Schmerzpotenzial)
- Vorsichtiges Ablösen des Wundverbandes
- Alle unnötigen Reize und Manipulationen in der Wunde (wie z. B. Zug durch offene Fenster, Stechen in die Wunde, Anstoßen der Wunde, thermische Reize durch kalte Spülflüssigkeiten) vermeiden
- Die Wunde sanft behandeln, immer in dem Bewusstsein, dass jede leichte Berührung Schmerzen verursachen kann
- Verbandwechselhäufigkeit, wenn immer möglich, reduzieren. Weniger Verbandwechsel bedeuten weniger Schmerzen und weniger Traumatisierungsgefahr für die Wunde:
  - Vorsichtiges Debridement, z. B. autolytisches Debridement, Einsatz von Lokalanästhesie, bei Bedarf Kurznarkose
  - Spülungen nicht mit zu großem Druck durchführen
  - Auskühlung und Austrocknung der Wunde vermeiden

- Entlastung von Ödemen
- Verwendung von Verbandstoffen, die nicht mit der Wunde verkleben
- Auswahl des Wundverbandes
  - Erhaltung eines feuchten Wundmilieus
  - Atraumatisch (für Wunde und wundumgebende Haut)
  - Absorptionsfähigkeit (Kapazität der Flüssigkeitsaufnahme)
  - Geringes Allergiepotential
- Auf verbale und nonverbale Schmerzäußerung achten, ggf. eine Pause machen; Es ist wichtig festzustellen, welche Faktoren der Patient als schmerzauslösend oder schmerzverringernd erkennt
- Jeder Patient mit Schmerzen ist ernst zu nehmen!

10 Dekubitus am Lebensende

Bei Sterbenden in ihrer letzten Lebensphase, kommt es häufig trotz aller prophylaktischer Maßnahmen zur Entstehung eines Dekubitus.

Ursachen:

- Der Körper ist am Ende seiner Ressourcen
- Das Blutvolumen zentralisiert, Sauerstoffmangel in der Peripherie, Hautdurchblutung verringert
- Generelle Schwäche oder Symptomatik verhindert Veränderungen der Position
- Mangelnde Fähigkeit eine andere Lage einzunehmen
- Veränderung der Wahrnehmung (z. B. durch Schmerzmittel oder Sedierung) bzw. des Bewusstseinszustandes (z. B. Somnolenz, Bewusstlosigkeit/Koma); Gefühl für Auflagedruck sinkt bzw. fehlt
- Der Flüssigkeits- und Ernährungszustand ist schlecht

Wichtig ist hierbei zu beachten, dass alle prophylaktischen Maßnahmen dokumentiert werden bzw. auch die Gründe, falls diese im Sterbeprozess nicht durchgeführt werden können. Bei der Behandlung eines Dekubitus am Lebensende liegt der Fokus nicht mehr auf der Abheilung der Wunde, sondern auf der Symptomkontrolle bzw. -linderung. Zur Symptomkontrolle gehören hier:

- Exsudatmanagement
- Geruchsmanagement
- Schmerzmanagement
- Infektionsprophylaxe/Infektionsmanagement

Priorität hat hier die Erhaltung bzw. die Verbesserung der Lebensqualität des Sterbenden.

Anhang

1. Skalen zur Dekubitusprophylaxe

Norton-Skala modifiziert durch C. Bienstein u. a.

Bereitschaft zur Kooperation und Motivation		Alter		Hautzustand		Zusatzer- krankungen		Körperlicher Zustand	
voll	4	< 10	4		4	keine	4	gut	4
wenig	3	< 30	3	schuppig trocken	3	Abwehr- schwäche, Fieber, Diabetes, Anämie	3	leidlich	3
teilweise	2	< 60	2	feucht	2	MS, Karzinom, erhöhter Hämatokrit, Adipositas	2	schlecht	2
keine	1	> 60	1	Wunden, Allergie, Risse	1	Arterielle Verschluss- krankheit	1	sehr schlecht	1

- Wählen Sie die zutreffende Patientenbeschreibung (4,3,2 oder 1 Punkt) unter jeder der neun Überschriften und notieren Sie das Ergebnis mit einem wasserlöslichen Stift in das freie Feld unterhalb der Skala.

- Addieren Sie das Ergebnis

- Übertragen Sie das Ergebnis von der Karte in den Pflegebericht oder die Kurve. Benutzen Sie diese Tabelle wöchentlich oder immer dann, wenn sich der Zustand des Patienten und/oder die Pflegebedingungen ändern.

- **Dekubitusgefahr besteht bei 25 Punkten und weniger,** prophylaktische Maßnahmen müssen geplant und durchgeführt werden!

Geistiger Zustand		Aktivität		Beweglichkeit		Inkontinenz	
klar	4	geht ohne Hilfe	4	voll	4	keine	4
apathisch teilnahmslos	3	geht mit Hilfe	3	kaum eingeschränkt	3	manchmal	3
verwirrt	2	rollstuhl- bedürftig	2	sehr eingeschränkt	2	meistens Urin	2
stuporös (stumpfsinnig)	1	bettlägerig	1	voll eingeschränkt	1	Urin und Stuhl	1

Braden-Skala zur Bewertung der Dekubitusrisiken

	1 Punkt	2 Punkte
Sensorisches Empfindungsvermögen Fähigkeit, adäquat auf schmerzbedingte Beschwerden zu reagieren	fehlt – keine Reaktion auf schmerzhafte Stimuli mögliche Gründe: Bewusstlosigkeit, Sedierung oder – Störung der Schmerzempfindung durch Lähmungen, die den größten Teil des Körpers betreffen (z.B. hoher Querschnitt)	stark eingeschränkt – eine Reaktion erfolgt nur auf starke Schmerzreize – Beschwerden können kaum geäußert werden (z.B. nur durch Stöhnen oder Unruhe) oder – Störung der Schmerzempfindung durch Lähmung, wovon die Hälfte des Körpers betroffen ist
Feuchtigkeit Ausmaß, in dem die Haut Feuchtigkeit ausgesetzt ist	ständig feucht – die Haut ist ständig feucht durch Urin, Schweiß oder Kot – immer wenn der Patient gedreht wird, liegt er im Nassen	oft feucht – die Haut ist oft feucht, aber nicht immer – Bettzeug oder Wäsche muss mindestens einmal pro Schicht gewechselt werden
Aktivität Ausmaß der physischen Aktivität	bettlägerig – ans Bett gebunden	sitzt auf – kann mit Hilfe etwas laufen – kann das eigene Gewicht nicht alleine tragen – braucht Hilfe, um aufzusitzen (Bett, Stuhl, Rollstuhl)
Mobilität Fähigkeit, die Position zu wechseln und zu halten	komplett immobil – kann auch keinen geringfügigen Positionswechsel ohne Hilfe ausführen	Mobilität stark eingeschränkt – bewegt sich manchmal geringfügig (Körper oder Extremitäten) – kann sich aber nicht regelmäßig allein ausreichend umlagern
Ernährung Ernährungsgewohnheiten	sehr schlechte Ernährung – isst kleine Portionen nie auf, sondern etwa nur 2/3 – isst nur 2 oder weniger Eiweißprodukte (Fisch, Fleisch) – trinkt zu wenig – nimmt keine Ergänzungskost zu sich	mäßige Ernährung – isst selten eine normale Essensportion auf, isst aber im Allgemeinen etwa die Hälfte der angebotenen Nahrung – isst etwa 3 Eiweißportionen – nimmt unregelmäßig Ergänzungskost zu sich

3 Punkte	4 Punkte
leicht eingeschränkt – Reaktion auf Ansprache oder Kommandos – Beschwerden können aber nicht immer ausgedrückt werden (z.B., dass die Position geändert werden soll) oder – Störung der Schmerzempfindung durch Lähmung, wovon eine oder zwei Extremitäten betroffen sind	vorhanden – Reaktion auf Ansprache, Beschwerden können geäußert werden oder – keine Störung der Schmerzempfindung
manchmal feucht – die Haut ist manchmal feucht und etwa einmal pro Tag wird neue Wäsche benötigt	selten feucht – die Haut ist meist trocken – neue Wäsche wird selten benötigt
geht wenig – geht am Tag allein, aber selten und nur kurze Distanzen – braucht für längere Strecken Hilfe – verbringt die meiste Zeit im Bett oder Stuhl	geht regelmäßig – geht regelmäßig 2–3-mal pro Schicht – bewegt sich regelmäßig
Mobilität gering eingeschränkt – macht regelmäßig kleine Positionswechsel des Körpers und der Extremitäten	mobil – kann allein seine Position umfassend verändern
adäquate Ernährung – isst mehr als die Hälfte der normalen Essensportionen – nimmt 4 Eiweißportionen zu sich – verweigert gelegentlich eine Mahlzeit, nimmt aber Ergänzungskost zu sich	gute Ernährung – isst immer die angebotenen Mahlzeiten auf – nimmt 4 oder mehr Eiweißportionen zu sich – isst auch manchmal zwischen den Mahlzeiten – braucht keine Ergänzungskost

	1 Punkt	2 Punkte
Zu Ernährung	oder – darf oral keine Kost zu sich nehmen oder – nur klare Flüssigkeit oder – erhält Infusionen länger als 5 Tage	oder – erhält zu wenig Nährstoffe über Sondenkost oder Infusionen
Reibung und Scherkräfte	Problem – braucht viel bis massive Unterstützung bei Lagewechsel – Anheben ist ohne Schleifen über die Laken nicht möglich – rutscht ständig im Bett oder im (Roll-)Stuhl herunter, muss immer wieder hochgezogezogen werden – hat spastische Kontrakturen oder – ist sehr unruhig (scheuert auf dem Laken)	potenzielles Problem – bewegt sich etwas allein oder braucht wenig Hilfe – beim Hochziehen schleift die Haut nur wenig über die Laken (kann sich etwas anheben) – kann sich über längere Zeit in einer Lage halten (Stuhl, Rollstuhl) – rutscht nur selten herunter

3 Punkte	
oder – kann über Sonde oder Infusionen die meisten Nährstoffe zu sich nehmen	
kein Problem zurzeit – bewegt sich im Bett und Stuhl allein – hat genügend Kraft, sich anzuheben – kann eine Position über lange Zeit halten ohne herunterzurutschen	

2. Beispiele zur Dekubitusklassifizierung

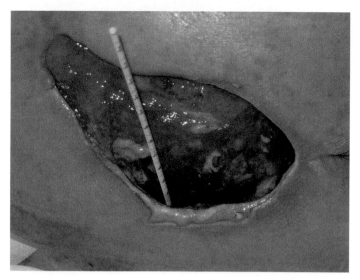

Abb. 1: Dekubitus Kategorie 4 EPUAP, sakral mit tiefer Wundtasche

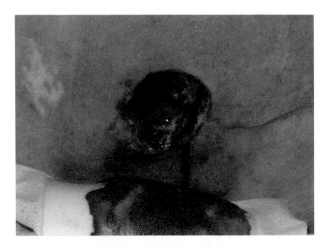

Abb. 2: Dekubitus Kategorie 4 EPUAP, sakral mit feuchten Nekrosen und Wundinfektion

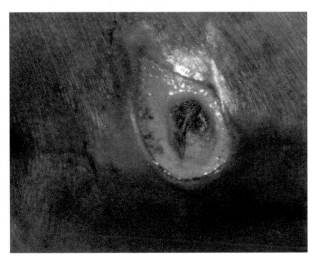

Abb. 3: Dekubitus Kategorie 3 EPUAP, sakral mit feuchten Nekrosen

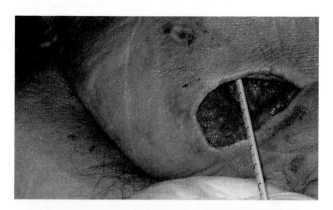

Abb. 4: Dekubitus Kategorie 4 EPUAP am Sitzbein mit Taschenbildung

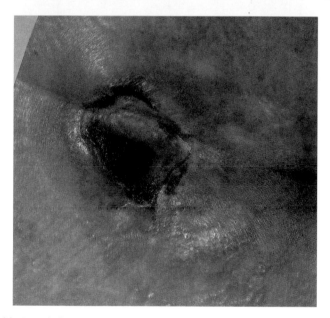

Abb. 5: Dekubitus Kategorie Uneinstufbar NPUAP, sakral

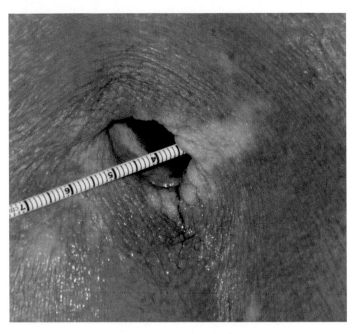

Abb. 6: Dekubitus Kategorie 4 EPUAP, sakral, bereits abheilende
Wundränder

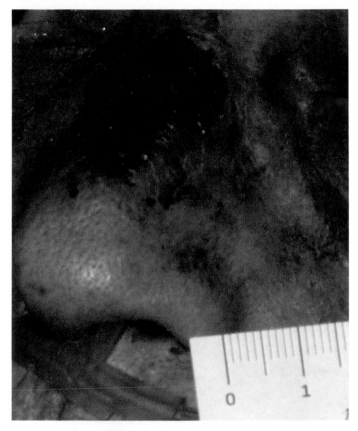

Abb. 7: Dekubitus Kategorie 4 EPUAP, Nasenrücken

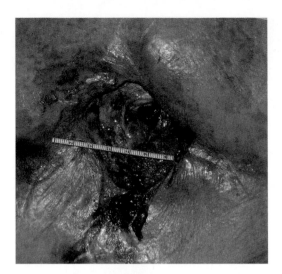

Abb. 8: Dekubitus Kategorie 4 EPUAP, sakral mit feuchten Nekrosen und nekrotischen Wundrändern

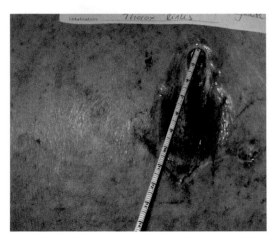

Abb. 9: Dekubitus Kategorie 4 EPUAP am Thorax entlang der Rippen

172

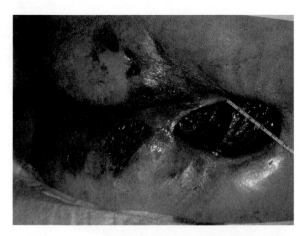

Abb. 10: Dekubitus Kategorie 4 EPUAP, sakral mit Hautschäden in der Wundumgebung, entstanden durch Verbandfixierung

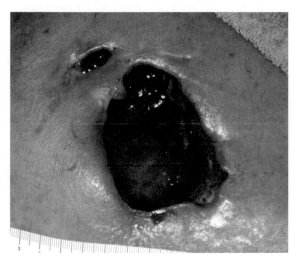

Abb. 11: Dekubitus Kategorie 4 EPUAP, Trochanter, mit Wundrand-unterminierungen und Taschenbildung

173

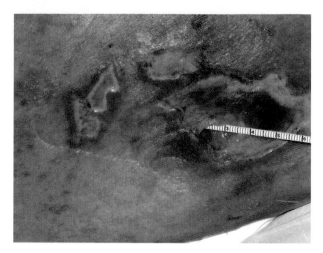

Abb. 12: Dekubitus Kategorie Uneinstufbar NPUAP, sakral; vorhandene Nekrose nur am Rand sondierbar, deshalb keine genaue Kategorisierung möglich

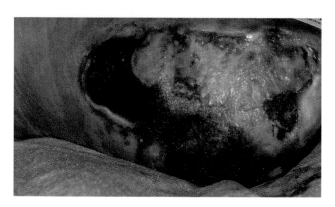

Abb. 13: Dekubitus Kategorie 4 EPUAP Ferse, mit Beteiligung des Fersenbeins

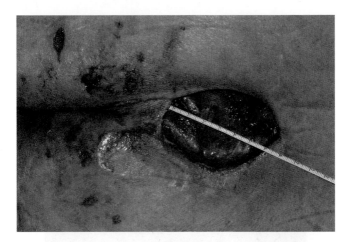

Abb. 14: Dekubitus Kategorie 4 EPUAP, sakral, Hautschäden durch
Verbandfixierung

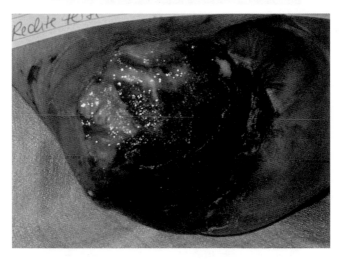

Abb.15: Dekubitus Kategorie 4 EPUAP Ferse mit deutlichen Anzeichen
einer weiterführenden Gewebeschädigung

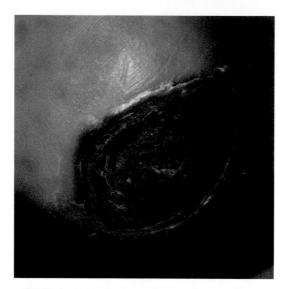

Abb.16: Dekubitus Kategorie nicht-klassifizierbar NPUAP, Ferse

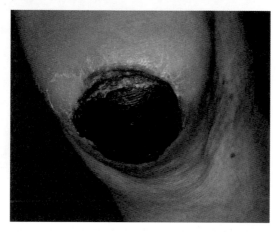

Abb. 17: Dekubitus Kategorie nicht-klassifizierbar NPUAP, Ferse

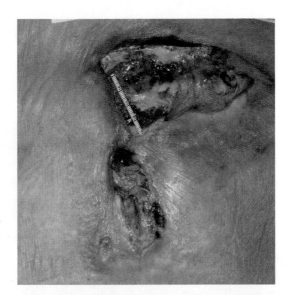

Abb. 18: Dekubitus Kategorie 4 EPUAP, sakral mit Taschenbildung

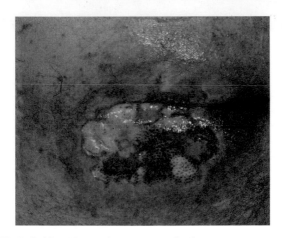

Abb. 19: Dekubitus Kategorie 3 EPUAP, sakral

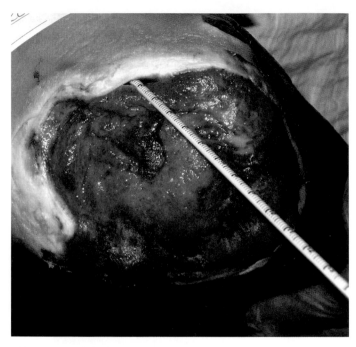

Abb. 20: Dekubitus Kategorie 4 EPUAP, Ferse, mit Wundrandunterminierung und Beteiligung des Fersenbeins

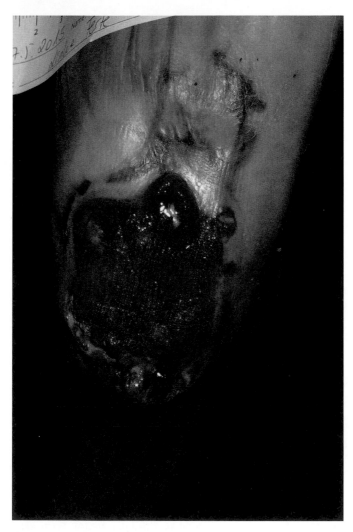

Abb. 21: Dekubitus Kategorie 4 EPUAP, Ferse, nach teilweiser Entfernung des Fersenbeins

179

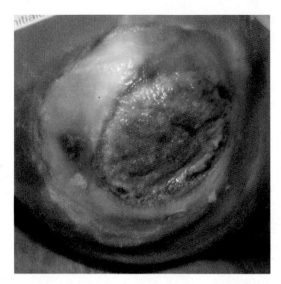

Abb. 22: Dekubitus Kategorie nicht-klassifizierbar NPUAP, Ferse

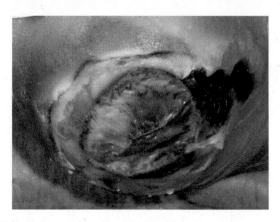

Abb. 23: Dekubitus Kategorie nicht-klassifizierbar NPUAP, Ferse, mit Schädigung der Umgebungshaut durch schlechtes Exsudatmanagement

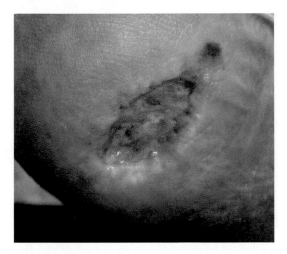

Abb. 24: Dekubitus Kategorie 3 EPUAP, Ferse, sichtbares Fettgewebe

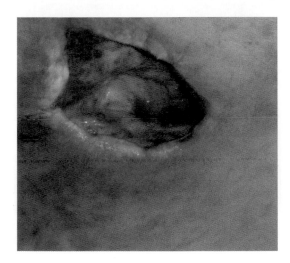

Abb. 25: Dekubitus Kategorie 4 EPUAP, sakral, mit Wundrandunterminierung und Taschenbildung

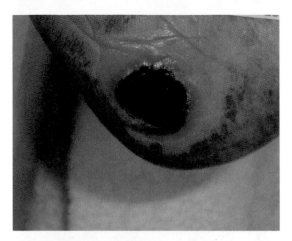

Abb. 26: Dekubitus Kategorie nicht-klassifizierbar NPUAP, Ferse

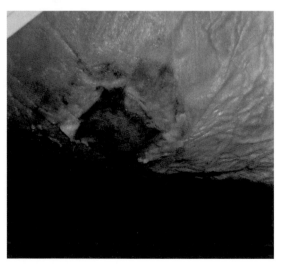

Abb. 27: Dekubitus Kategorie 3 EPUAP, Ferse, mit Anzeichen einer
weiteren Gewebeschädigung

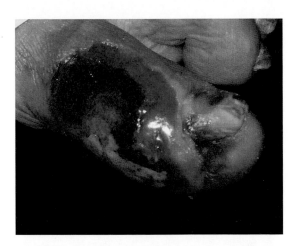

Abb. 28: Dekubitus Kategorie 2 EPUAP, Großzeh

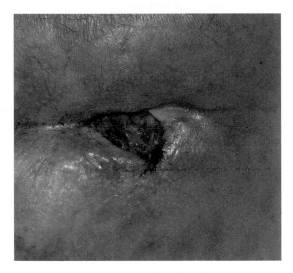

Abb. 29: Dekubitus Kategorie nicht-klassifizierbar NPUAP, sakral; Tiefe ist aufgrund der feuchten Nekrosen nicht einschätzbar

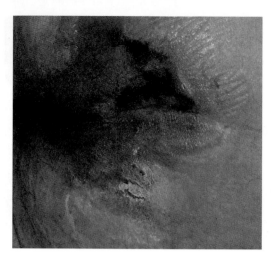

Abb. 30: Dekubitus Kategorie vermutete tiefe Gewebeschädigung NPUAP, sakral

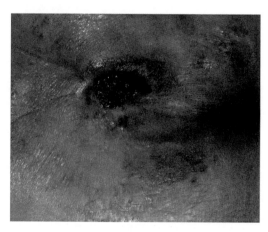

Abb. 31: Dekubitus Kategorie 3 EPUAP, sakral, mit Wundrandunterminierung und Schädigung der Wundumgebungshaut durch Verbandfixierung

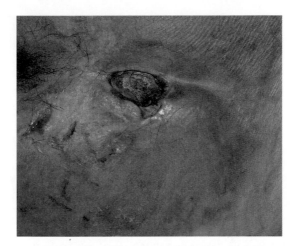

Abb. 32: Dekubitus Kategorie nicht-klassifizierbar NPUAP, sakral; Wundtiefe wird durch feuchte Nekrosen verdeckt

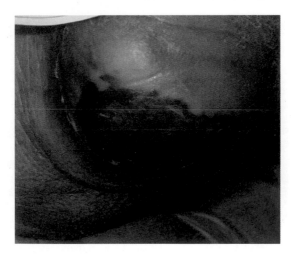

Abb. 33: Dekubitus Kategorie 3 EPUAP, Ferse, dunkle Verfärbung in der Mitte der Wunde deutet auf weitere Gewebsschädigung hin

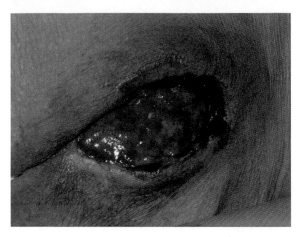

Abb. 34: Dekubitus Kategorie 4 EPUAP, sakral, mit Taschenbildung, nekrotische Wundränder, deutliche Verschlechterung des Wundzustandes bei sterbendem Patienten

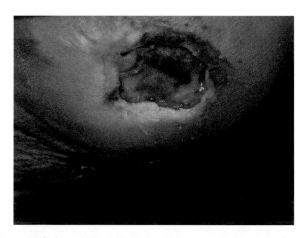

Abb. 35: Dekubitus Kategorie 3 EPUAP, Ferse, Hyperkeratose des Wundrandes durch nicht ausreichende Druckentlastung aufgrund mangelnder Adhärenz der Betroffenen

Literaturverzeichnis

Danzer, S. (2014): Chronische Wunden. 4. Aufl. Stuttgart: Kohlhammer.

Danzer, S. (2012): Wundbeurteilung und Wundbehandlung, Stuttgart: Kohlhammer.

Danzer, S. (2010): Schmerzerfassung hilft Patienten und Behandler. Heft Pflegedienst 4, Fa. Paul Hartmann AG, S.14–15.

Danzer, S. & Assenheimer, B. (2011): 100 Fragen zur Wundbehandlung. 4. Aufl. Hannover: Brigitte Kunz Verlag.

Danzer, S. & Bültemann, A. (2013): 100 neue Fragen zur Wundbehandlung, Hannover: Brigitte Kunz Verlag

Daumann, S. (2009): Wundmanagement und Wunddokumentation. 3. Aufl. Stuttgart: Kohlhammer.

Deutsches Netzwerk für Qualitätsentwicklung in der Pflege (DNQP) (Hrsg.) (2009): Expertenstandard Pflege von Menschen mit chronischen Wunden. Osnabrück: Hochschule Osnabrück.

Deutsches Netzwerk für Qualitätsentwicklung in der Pflege (DNQP) (Hrsg.) (2010): Expertenstandard Dekubitusprophylaxe in der Pflege: Entwicklung – Konsentierung – Implementierung, 1. Aktualisierung. Osnabrück: Hochschule Osnabrück.

Deutsche Übersetzung der Kurzversion der internationalen Leitlinien des NPUAP/EPUAP (2009): http://www.epuap.org/guidelines/QRG_Prevention_in_German.pdf, Zugriff am 26.06.2014.

Dissemond J. et al., Einstufung von Risikowunden, HygMed 2011, 36-3, Seite 85–93

Dissemond, J. (2012): Blickdiagnose chronischer Wunden, 2. Auflage. Köln: Viavital.

European Wound Association (EWMA) (2003): Zum Verständnis der Kompressionstherapie, Positionsdokument, Deutsche Übersetzung. London: MEP Ltd.

European Wound Association (EWMA) (2002): Schmerzen beim Verbandwechsel, Positionsdokument, Deutsche Übersetzung. London: MEP Ltd.

European Pressure Ulcer Advisory Panel (2010): Pressure Ulcer Classification, http://www.puclas.ugent.be/puclas/d/summary.html, Zugriff am 23.06. 2014.

Fuchs, A. (2004): Dekubitus. Stuttgart. Kohlhammer.

Hallern, B. von (2013): Kompendium Wundbehandlung. 18. Aufl. Stade: BvH Verlag für medizinische Publikationen.

Jassoy, C., Schwarzkopf, A. (2013): Hygiene, Infektiologie, Mikrobiologie, 2. Auflage, Stuttgart: Thieme Verlag

Kamphausen, U. (2012): Prophylaxen in der Pflege, 8. Auflage, Stuttgart: Kohlhammer

Kamphausen, U. (2011): Arbeitsbuch Prophylaxen, Stuttgart: Kohlhammer Verlag

Protz, K. (2014): Moderne Wundversorgung. 7. Aufl. München: Urban & Fischer:

Protz, K., Sellmer, W. & Hallern, B. von (2011): Wunde einfach – praktisch, 2. Aufl. Stade: BvH Medizinische Publikationen.

Robert Koch-Institut (2005): Infektionsprävention in Heimen, Bundesgesundheitsblatt Heft 9, S. 1070, Berlin.

Robert Koch-Institut (2007): Empfehlung zur Prävention postoperativer Infektionen im Infektionsgebiet, Bundesgesundheitsblatt Heft 3, S. 387, Berlin.

Schröder, G., Kottner, J. (2011): Dekubitus und Dekubitusprophylaxe, 2. Auflage, Bern: Verlag Hans Huber

Schröder, G. & Panfil, E.M. (2010): Pflege von Menschen mit chronischen Wunden. 2. Aufl. Bern: Huber.

Schwarz, M., Schwarzer, A., Willweber-Strumpf, A. (2013): Taschenbuch Schmerz, 4. Aufl. Stuttgart: Wissenschaftliche Verlagsgesellschaft

Seiler, W.O. (2001): Katabolismus. In: WundForum, 1, S. 9–15. Heidenheim: Paul Hartmann AG.

Sellmer, W., Bültemann, A. & Tigges, W. (2010): Wundfibel Wunden versorgen, behandeln, heilen. 2. Aufl. Stuttgart: Medizinisch Wissenschaftliche Verlagsgesellschaft.

Striebel, H.W. (2002): Therapie chronischer Schmerzen. 4. Aufl. Stuttgart: Schattauer.

Thomm, M. (2005): Schmerzpatienten in der Pflege, 5. Aufl. Stuttgart: Kohlhammer.

Thomm, M. (2011): Schmerzmanagement in der Pflege, Springer

Vasel-Biergans, A. & Probst, W. (2011): Wundversorgung für die Pflege. 2. Aufl. Stuttgart: Wissenschaftliche Verlagsgesellschaft mbH.

Vasel-Biergans, A. & Probst W. (2010): Wundauflagen für die Kitteltasche. 3. Aufl. Stuttgart: Wissenschaftliche Verlagsgesellschaft mbH.

Voggenreiter, G. & Dold, C. (2009): Wundtherapie. 2. Aufl. Stuttgart: Thieme.

Stichwortverzeichnis

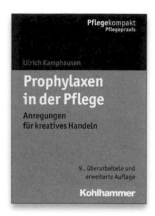
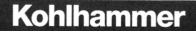

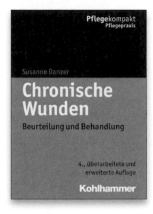

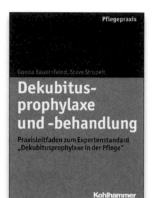
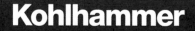